frauen & gender

Kultur | Forschung | Gesundheit

Printausgabe 978-3-938580-73-8
eBook (PDF) 978-3-938580-61-5
Aktualisierte Auflage, 2019

DIAMETRIC VERLAG Jutta A. Wilke e. K.
Versbacher Str. 181, D-97078 Würzburg
Fon: +49(0)931-7841230, eMail: info@diametric-verlag.de

reinlesen

unter www.diametric-verlag.de finden Sie

- unser aktuelles Verlagsprogramm
- kostenlos in alle Titel »reinlesen«
- unsere eBook-Reihe
- Frauengesundheit *kurz & kritisch*

Illustrationen: Eckhard Hundt, München
Fotos: Jörg Keckstein, Villach/Österreich
Druck: SDL oHG, Berlin

Wichtiger Hinweis: Die im Buch veröffentlichten medizinischen Informationen und Empfehlungen wurden mit größter Sorgfalt von Verfassern und Verlag erarbeitet und geprüft. Eine Garantie kann jedoch nicht übernommen werden. Ebenso ist eine Haftung der Verfasser bzw. des Verlages und seiner Beauftragten für Personen-, Sach- oder Vermögensschäden ausgeschlossen.

Geschützte Warennamen (Warenzeichen) werden nicht immer kenntlich gemacht. Aus dem Fehlen eines solchen Hinweises kann nicht geschlossen werden, dass es sich um einen freien Warennamen handelt.

Jörg Keckstein (Hrsg.)

Endometriose

Die verkannte Frauenkrankheit

Kritische Frauengesundheit

Diagnostik
und Therapie aus
ganzheitsmedizinischer Sicht

VERLAG DIAMETRIC

VORWORT

- Endometriose ist eine gutartige Frauenkrankheit, die in jedem Alter nach der ersten Regelblutung auftreten kann!
- Die biochemischen und psychologischen Abläufe und Zusammenhänge der Erkrankung sind noch nicht wissenschaftlich ausreichend erforscht.
- Die Ursachen, die zur Endometriose führen, sind noch unbekannt, und wie sie entsteht, ist nur teilweise geklärt.
- Ein nicht unbedeutender Teil aller Endometriosen ruft überhaupt keine Beschwerden hervor.
- Umfangreich untersucht wurde, wie eine Endometriose fortschreitet und Krankheitssymptome hervorruft.
- Die Erkrankung, die das Zellgewebe der Organe der Bauchhöhle, aber auch anderer Organe, befallen kann, verursacht nichtvorhersehbare Beschwerden unterschiedlichster Qualität.
- Endometriose spielt sich dabei nicht nur im biologischen, sondern auch im sozialen Leben von Frauen ab. Denn eine Frau, die längere Zeit an chronischen Schmerzen leidet, verändert sich.

Im Umgang mit Endometriose ist eine ganzheitliche Sicht notwendig, die die Lebensqualität und nicht nur das »Funktionieren« berücksichtigt. Durch mehr Wissen und Kompetenz können Frauen lernen, mit einer chronischen Endometriose gut zu leben und sich eine optimale Behandlung zu sichern.

Die Endometriose ist eine komplexe Erscheinung, die einerseits für die betroffene Frau ohne jegliche Bedeutung sein kann, andererseits aber eine extrem belastende Erkrankung mit weitreichenden Folgen für das körperliche und seelische Befinden darstellen kann. Obwohl eine der häufigsten gutartigen gynäkologischen Erkrankungen, ist das Wissen über die Endometriose noch unzureichend.

Bei der Lektüre dieses Buches werden Sie als Betroffene feststellen, dass es für viele Faktoren, Einflüsse und Wirkmechanismen, die bei der

Entstehung, dem Fortschreiten und dem Verlauf der Endometriose eine Rolle spielen, noch keine abschließend befriedigenden medizinischen Erklärungen gibt. Die Medizin kann aber aufgrund des heutigen Wissensstandes aus unterschiedlichen erprobten Therapiekonzepten die für den individuellen Fall bestmögliche Behandlungsform anbieten. Denn jede Endometriose ist anders. Unterschiedliche Ausprägungen und Verlaufsformen der Endometriose, aber auch individuelle Bedürfnisse der Betroffenen – je nach Lebensgeschichte und Lebenssituation – machen diese individuelle Behandlungsstrategie nötig.

Dieses Buch gibt Ihnen einen Überblick über die derzeitig wichtigsten Erkenntnisse aus der Endometrioseforschung und die daraus entwickelten Therapiekonzepte, die ausführlich beschrieben werden. Die unterschiedlichen Verfahren stehen dabei nicht konkurrierend, sondern ergänzend zueinander, damit sich Betroffene über das ganze Spektrum möglicher Hilfen informieren können. Denn eine informierte Patientin kann entscheidend dazu beitragen, gemeinsam mit den behandelnden Experten und Expertinnen sich die für ihre Endometriose optimale Therapieform zu sichern.

Jörg Keckstein

WESEN UND ENTSTEHUNG DER ENDOMETRIOSE

Endometriose – eine rätselhafte Erkrankung

Die Endometriose ist eine rätselhafte und sehr komplexe Erkrankung, deren Entwicklung und Fortschreiten nur unvollständig geklärt sind und deren Ursache bis heute unbekannt ist. Geschätzt wird, dass etwa sieben bis 15 Prozent der weiblichen Bevölkerung während der Phase der Geschlechtsreife eine Endometriose haben. Offensichtlich ist die Endometriose aber nur bei einem Teil der betroffenen Frauen aktiv, indem sie Beschwerden verursacht, fortschreitet und Organe und Organfunktionen zerstört. In den anderen Fällen ist sie nur ein bedeutungsloser Zufallsbefund, der vom körpereigenen Abwehrsystem inaktiviert wurde.

Neuere Untersuchungen über die Beziehungen von Endometriose und ungewollter Kinderlosigkeit, spontanen Fehlgeburten, Störungen in der Hormonproduktion der Eierstöcke, entzündlichen Reaktionen im kleinen Becken und Veränderungen in der Immunabwehr führten dazu, dass zumindest Detailbereiche dieser Erkrankung besser verstanden werden.

Hauptsächlich hängt die Entwicklung einer Endometriose von den vor Ort herrschenden Bedingungen im kleinen Becken ab. Durch Störung dieses sogenannten lokalen Milieus können Zellen veranlasst werden, unordentlich zu wachsen, sich unkontrolliert zu verändern und dadurch gesunde Strukturen zu schädigen. Entscheidend für das Fortschreiten der Erkrankung ist, dass sich zunächst kleinste Absiedelungen von endometrialem Gewebe kontinuierlich ausdehnen, wodurch zunehmend die Organe des kleinen Beckens und auch des Bauchraumes befallen werden. Auch ein ungleichmäßiges fortschreitendes Ausbreiten über Lymphwege und Blutgefäße ist möglich, wenn Endometriosegewebe durch diese Kanalsysteme (ähnlich wie Tochtergeschwülste bei Krebserkrankungen) an weiter entfernt liegende Organe verschleppt wird.

Die von Frau zu Frau individuell unterschiedlichen Veränderungen der Endometrioseherde, die durch unterschiedliche Wachstumsgeschwindigkeit, aber auch spontane Rückbildungsvorgänge gekennzeichnet sind, werden zwar entscheidend von den Hormonen der Eierstöcke beeinflusst, diese sind aber nicht die Ursache für die Entstehung der Erkrankung.

Neben den Hormonen sind weitere Faktoren von Bedeutung:

- lokale Ernährungsbedingungen, wie die Versorgung mit Blutgefäßen
- entzündliche Begleitreaktionen
- Vernarbungen und Abkapselungen des Bindegewebes
- Verschlechterung der Blutversorgung
- immunologische Prozesse

Hauptsächlich wird der individuelle Verlauf der Erkrankung vom Wachstumstyp des Endometrioseherdes sowie von den Hormonrezeptoren der Endometriosezellen beeinflusst. Diese charakteristischen Merkmale bestimmen auch die individuellen Erfolgschancen der jeweiligen Behandlung.

Vergleichende Untersuchungen haben gezeigt, dass zwischen der Schleimhaut in der Gebärmutter (Endometrium) und der versprengt außerhalb der Gebärmutter entwickelten Schleimhaut (Endometriose) erhebliche Unterschiede in ihrer Struktur, im Reifegrad der Zellen sowie dem Gehalt an Hormonrezeptoren bestehen. Daraus lässt sich ableiten, dass das Wachstum und auch die Rückbildung einer Endometriose nicht nur einfach von den Hormonen abhängen, sondern hauptsächlich von den Eigenschaften der Zelle selbst bestimmt werden.

Entstehung der Endometriose

Als Endometriose werden gebärmutterschleimhautähnliche Drüsenstrukturen einschließlich des zellreichen umgebenden Stützgewebes (zytogenes Stroma) bezeichnet, die an »unnatürlichen«, außerhalb der Gebärmutterhöhle gelegenen Stellen vorkommen. Sie ist eine der häufigsten gynäkologischen Erkrankungen und kann sich in jedem Alter nach der ersten und bis zur letzten Regelblutung bilden.

Um die unterschiedlichen Beschwerdekomplexe und die verschiedenen Effekte der Behandlungsprinzipien zu verstehen, ist es wichtig, sich klarzumachen, dass wissenschaftlich exakte Daten über die detaillierten biochemischen und physiologischen Abläufe dieser Erkrankung relativ dürftig sind.

- Welche Ursachen zur Endometriose führen, ist unbekannt.
- Wie eine Endometriose entsteht, ist nur teilweise geklärt. Keines der bisherigen Erklärungsmodelle liefert dafür eine ausreichend schlüssige Antwort.
- Welche Faktoren und ursächlichen Zusammenhänge die individuell unterschiedliche Entwicklung einer Endometriose, ihr Wachstum, ihre Ausprägung und den Verlauf bestimmen, kann ebenfalls nur unzureichend erklärt werden. Fest steht, dass die Entwicklung hauptsächlich von den Bedingungen im kleinen Becken abhängig ist und in jedem Fall genetische, hormonelle, immunologische und mechanische Faktoren eine Rolle spielen.
- Wie eine Endometriose sich ausbreitet, fortschreitet und Krankheitssymptome hervorruft, ist umfangreich untersucht worden.
- Warum aber manche Frauen trotz Vorliegen einer Endometriose keinerlei Beschwerden haben, ist ebenfalls unklar.

Die wichtigsten Erklärungsmodelle

Der rückwärtige Menstruationsfluss (*Transplantation*)

Die zurzeit am weitesten akzeptierte Theorie, wie Endometriose entsteht, ist die sogenannte Transplantation (Sampson[1]). Sie besagt, dass lebensfähige Gebärmutterschleimhaut während der Periodenblutung rückwärts durch die Eileiter in das kleine Becken transportiert wird. Günstige Ernährungsbedingungen im Bauchfellbereich des kleinen Beckens führen dazu, dass sich diese Zellfragmente einnisten und damit eine Endometriose entsteht.

Klinische und experimentelle Untersuchungen bestätigen, dass sich im abgestoßenen Menstruationsblut lebensfähige Gebärmutterschleimhaut findet[2] und dass Endometriumzellen fähig sind, sich am Bauchfell festzusetzen und dort zu wachsen (sowohl bei Tieren als auch beim Menschen nachgewiesen[3]). Nachgewiesen wurde auch, dass die vom Eierstock gebildeten Hormone Östrogen und Gelbkörperhormon das Wachstum dieser Absiedelungen (Implantate) fördern.[4]

Neueren Beobachtungen zufolge scheint der rückwärtige Menstruationsfluss durch die Eileiter (retrograde Menstruation) ein natürliches Phänomen zu sein,[5] bei dem die Endometriumteile durch die Eileiter in die Bauchhöhle gelangen müssen.

Dieses Erklärungsmodell der Transplantation erklärt jedoch nicht, warum Endometrioseherde außerhalb des Bauchraumes vorkommen und wie ein Aussäen der Endometriose durch Lymphwege und Blutgefäße als »gutartige Metastasen« möglich ist.[6]

Einzelfallberichte über Endometriose bei Frauen, die nie eine Periodenblutung gehabt haben oder bei denen durch eine Entwicklungsstörung die Gebärmutter nicht angelegt ist, wohl aber die Eierstöcke und Eileiter (Mayer-Rokitansky-Küster-Syndrom), sind ebenfalls nicht durch diese Theorie zu erklären. Gegen diese Theorie spricht auch eine Endometriose bei Männern, denen aufgrund einer Krebserkrankung Prostata und Hoden entfernt wurden und die eine lang dauernde Östrogenbehandlung erhielten.

Die Metaplasie

Die zweite wichtige Gruppe erklärt die Entstehung einer Endometriose damit, dass sich Zellen mittels der komplexen Informationen, die der Chromosomensatz jeder Zelle enthält, zu speziellen Gewebestrukturen entwickeln können. Durch unterschiedliche Faktoren, wie z. B. Infektionen, hormonelle Ungleichgewichte oder Störungen des Immunsystems, wird das Coelomkeimblatt (Gewebeschlauch, aus dem sich die inneren Organe entwickeln) wiederholt gestört und gereizt werden und so verursachen, dass sich die Coelomzellen in Endometriosegewebe umformen.

Um die klinische Vielfalt durch ein einheitliches Konzept erklären zu können, wurde eine Kombination aus diesen beiden Haupttheorien vorgeschlagen. Die wahre Ursache für die Entstehung einer Endometriose bleibt aber bis heute unbekannt.

Die Bedeutung des Immunsystems

Tierexperimentelle und klinische Untersuchungen während der letzten Jahre lassen einen Zusammenhang zwischen Endometriose und Störungen des Immunsystems vermuten.[7] So zeigte sich sowohl bei Rhesusaffen als auch bei Menschen mit einer deutlichen Endometriose eine Veränderung der Immunreaktion, so z. B. eine veränderte Abwehrreaktion durch Eiweißstoffe.[8]

Andererseits finden sich auch Hinweise, dass durch eine Endometriose die Bildung von Antikörpern ausgelöst wird. Die Daten sind aber noch lückenhaft und bedürfen einer systematischen Untersuchung.

Folgende mögliche Zusammenhänge werden derzeit diskutiert:

Da durch zurückfließende Menstruation die abgestoßenen Endometriumgewebeteile natürlicherweise in das kleine Becken gelangen, müssen diese durch körpereigene Abwehr beseitigt werden. Das Immunsystem und vor allem die Makrophagen (spezielle weiße Blutkörperchen, die aufgrund ihrer Fresseigenschaften andere Zellen zerstören) kontrollieren diesen Prozess. Bei einem speziellen Defekt der Immunabwehr gegenüber den Zellen des eigenen Endometriums führt diese Störung dazu, dass das Endometriumgewebe im kleinen Becken überlebt und sich diese Zellen in das Bauchfell einnisten, wodurch eine Endometriose entsteht.

Da dieser Defekt in der Immunabwehr qualitativ und quantitativ unterschiedlich sein kann, lassen sich die Unterschiede im Fortschreiten und in der Schwere einer Endometriose sowie deren Auswirkungen erklären. In dieses Bild einer genetisch bedingten Störung der Immunabwehr passen auch die Häufigkeit innerhalb einer Familie und das erhöhte Erkrankungsrisiko bei Verwandten ersten Grades. Die Ansiedlung von Endometriumgewebe könnte auch dadurch bedingt sein, dass durch zu häufige oder zu starke Menstruation das eigentlich intakte Abwehrsystem überfordert ist.

- Die Rolle der Gebärmutterschleimhaut (Endometrium)

Aktuelle Untersuchungen (Leyendecker[9]) stützen das Konzept, dem zufolge die eigentliche Ursache einer Endometriose in den Veränderungen der Gebärmutterschleimhaut zu suchen ist, sodass entwicklungsfähige Stammzellen unabhängig von der Menstruation durch die Eileiter wie mit einer Rohrpost ins kleine Becken transportiert werden. Diese wachstumsfreudigen Stammzellen nisten sich im Bauchfell ein und bilden erste Endometrioseherde. Die verminderte Fruchtbarkeit bei Endometriose-Patientinnen erklärt sich dann so, dass die Einnistung des befruchteten Eies und die Entwicklung der Nachgeburt in der krankhaft veränderten Gebärmutterschleimhaut gestört sind.

Unabhängig davon, welche Entstehungsursache eine Endometriose hauptsächlich hat, spielen auf alle Fälle genetische, hormonelle, immunologische und mechanische Faktoren eine Rolle.

Die typischen Erscheinungsbilder der Endometriose

Die typischen Erscheinungsbilder einer Endometriose helfen dabei, den Verlauf der Krankheit und die krankheitsbedingten Veränderungen an den Organen zu verstehen:

- wie sie sich dem Auge darstellen (Makroskopie)
- wie sie unter dem Mikroskop beobachtet werden (Mikroskopie)
- welche funktionellen Aktivitäten (Biochemie) die Endometrioseherde haben; d. h., welche Stoffwechselvorgänge in den Absiedelungen ablaufen und wie die natürlichen Stoffwechselvorgänge der befallenen Organe beeinflusst werden

Das Erscheinungsbild, wie es sich dem Auge darstellt

Der makroskopische Aspekt der Endometrioseherde variiert in Form und Farbe. Meistens sind sie dunkelrot bis blauschwarz oder auch dunkelbraun gefärbt. Aber selbst hellbraune bis gelbe Absiedelungen (Implantate) sind charakteristisch. Sie wachsen entweder polypartig von dem Bauchfell ausgehend in die Bauchhöhlehinein, oder sie dringen in die Tiefe unter das Bauchfell (Peritoneum) in das umgebende Bindegewebe ein. Sie bilden Zysten, in deren Umgebung sich bindegewebige, narbige und entzündliche Reaktionen finden. Speziell die Endometriose an den Eierstöcken (Ovarialendometriose) entwickelt große Zysten mit schokoladenbreiartigem Inhalt. Diese Zysten können spontan platzen. Allerdings ist fraglich, ob durch das Platzen dieser Zysten neue Absiedelungen entstehen.

Wegen dieser großen Unterschiede im Aussehen und im Wachstumsverhalten wird die Endometriose neuerdings in drei Typen eingeteilt:

- Bauchfellendometriose, die oberflächlich das Bauchfell befällt und als kleine Bläschen oder Schleimhautinseln unterschiedliche Färbungen aufweist
- Eierstockendometriose, die unterschiedlich große, eingeblutete Zysten bildet, die zunächst an der Oberfläche der Eierstöcke liegen, dann aber durch Einkapselung zentral im Eierstock (Ovar) lokalisiert sind
- tief eindringende (infiltrierende) Endometriose, die knotig in die Tiefe wächst, tumorartige Herde bildet und die Organe unterhalb des Bauchfells (Blase, Darm usw.) befällt

Der natürliche Verlauf der Endometrioseerkrankung ist im Einzelnen nicht bekannt, da Untersuchungen, die die betroffenen Patientinnen über lange Zeit verfolgen, fehlen. Die Endometriose scheint jedoch in den allermeisten Fällen eine fortschreitende Erkrankung zu sein, die sich oberflächlich an den Organen im Beckenbereich ausdehnt und dadurch in tiefer gelegenen Gewebeschichten die Organfunktion beeinträchtigt.

Die Geschwindigkeit, mit der sich diese Ausdehnung entwickelt, und die Intensität, mit der das in der Umgebung vorhandene Gewebe reagiert, sind individuell von Patientin zu Patientin verschieden.

Das Erscheinungsbild unter dem Mikroskop

Lichtmikroskopische Untersuchungen über Form, Gestalt und Struktur (Morphologie) der Endometriose haben gezeigt, dass Endometrioseherde bei verschiedenen Patientinnen verschiedene Charaktereigenschaften haben. Manche sind der normalen Gebärmutterschleimhaut sehr ähnlich und unterliegen den Schwankungen im hormonellen Zyklus. Manche erinnern nur noch entfernt an Gebärmutterschleimhaut und wachsen, ohne durch den Hormonzyklus beeinflusst zu werden. Wieder andere reagieren gar nicht auf den Einfluss der Hormone, weshalb angenommen wird, dass die Beeinflussung der Endometriose durch Eierstockhormone während des Menstruationszyklus lediglich eine Nebenerscheinung ist.[10]

Die Erkenntnis, dass die Endometriose in verschiedener Hinsicht anders auf die hormonellen Einflüsse reagiert als die natürliche Gebärmutterschleimhaut, führte konsequenterweise zu einer individualisierten Behandlung.

Die funktionellen Aktivitäten (Biochemie) der Endometriose

Neuere Untersuchungen bei ovarieller Endometriose (in und auf den Eierstöcken) und bei Beckenendometriose[11] bestätigen, dass der Einfluss der Hormone ein untergeordnetes Phänomen zu sein scheint. Denn das in den Chromosomen festgelegte genetische Programm einer Endometriosezelle bestimmt von Anfang an ihre spezifische Funktion. Daraus lässt sich schließen, dass sich die hormonelle Kontrolle von Gebärmutterschleimhaut und Endometriosegewebe grundsätzlich unterscheiden.

Zahllose Untersuchungen der letzten zehn Jahre beschäftigen sich mit den biochemischen Aktivitäten im Inneren der Endometrioseherde und damit, wie deren Umgebung durch Stoffwechselveränderungen beeinflusst wird. Insbesondere dem Prostaglandinstoffwechsel wurde große Aufmerksamkeit gewidmet. Prostaglandine spielen bei Entzündungsvorgängen, bei Abwehrreaktionen, bei der Durchblutungsregelung, beim Eisprungmechanismus, beim Zelltod, bei der Schmerzentstehung usw. eine große Rolle.

Ein einheitliches Konzept konnte aber bisher nicht wissenschaftlich abgesichert werden. Die Daten sind widersprüchlich, die Labormethoden empfindlich, störanfällig und aufwendig, sodass bisher die verschiedenen Ergebnisse wie Mosaiksteine sind, die sich noch nicht zu einem Bild zusammenfügen lassen. Allerdings lässt sich damit erklären, warum Medikamente, die den Prostaglandinstoffwechsel beeinflussen, sehr effektiv zur Behandlung endometriosebedingter Schmerzen und Entzündungsprozesse eingesetzt werden können.

Auch die Ergebnisse der immunologischen Untersuchungen sind noch sehr lückenhaft. Kürzlich konnten jedoch zwei deutsche Arbeitsgruppen[12] zeigen, dass ein Eiweiß (Tumornekrosefaktor alpha), das u. a. bei der Immunabwehr und der Gefäßneubildung eine wichtige Rolle spielt, bei einer Sterilität mit Endometriose gegenüber einer Sterilität ohne Endometriose deutlich erhöht ist.

Alle diese Befunde erklären, warum eine zeitlich begrenzte Hormontherapie die Endometriose nur vorübergehend beeinflusst und das Wiederaufflackern der Erkrankung bei einer rein medikamentösen Behandlung relativ häufig ist.

Warum die Diagnose oft schwierig ist

Symptome, Lokalisation und Häufigkeit

Die Endometriose verursacht typischerweise unterschiedlich starke, langsam zunehmende und zeitweise unerträgliche Menstruationsbeschwerden, chronische, zyklische oder permanente Schmerzen vor allem im Beckenbereich, aber auch im gesamten Bauchraum. Häufig ist sie die Ursache für ungewollte Kinderlosigkeit. Ferner klagen Endometriose-Patientinnen über uncharakteristische Störungen des Allgemeinbefindens.

Eine Endometriose kann wiederholte stationäre Behandlungen, operative Eingriffe und langfristige medikamentöse Therapien erforderlich machen. Je nachdem, wo sich die Endometriose angesiedelt hat und welche Organe befallen sind, variieren die Beschwerden. Endometriosebedingte Verwachsungen und Narben führen zu zyklusunabhängigen Beschwerden. Oft steht die Schwere der Erkrankung nicht im Zusammenhang mit der Intensität der Beschwerden, und ein nicht unbedeutender Teil aller Endometriosen ruft überhaupt keine Beschwerden hervor.

Präzise Angaben über die tatsächliche Häufigkeit der Endometriose können deshalb nicht gemacht werden. Es lassen sich lediglich Aussagen über die Häufigkeitsbereiche genau bezeichneter Untergruppen treffen.

Das typische Alter zum Zeitpunkt der Erstdiagnose liegt zurzeit zwischen dem 20. und 40. Lebensjahr. Ursache für die steigende Erkrankungsrate jüngerer Frauen ist wahrscheinlich die verbesserte Diagnostik, da die diagnostische Laparoskopie (Bauchspiegelung) häufiger eingesetzt wird, um ungewollte Kinderlosigkeit, unklare Unterbauchbeschwerden und sekundäre Menstruationsschmerzen abzuklären.

Bis zu zehn Prozent der Endometriosen wurden bei Frauen vor dem zwanzigsten Lebensjahr nachgewiesen, und man schätzt, dass bis zu zwei Prozent der Frauen auch nach den Wechseljahren noch an Endometriose oder ihren Folgen leiden.

In 60 Prozent der Fälle findet man die Absiedelungen im Douglas'schen Raum (Bereich zwischen Gebärmutterhinterwand und Dickdarm) und/oder an den Haltebändern der Gebärmutter, insbesondere an denen, die um den Dickdarm herum in die Kreuzbeinhöhle ziehen.

Die Eierstöcke sind bei etwa der Hälfte aller Patientinnen befallen. Andere Organe einschließlich der Blase (15 %) und der Eileiter (bis zu 10 %) sind häufig mit befallen. Eine Endometriose im Bereich der Bauchhöhle oder an sonstigen Körperstellen außerhalb des

Bauchraumes, bei der das kleine Becken nicht mit befallen ist, wird selten beobachtet und mit unter acht Prozent der Fälle angegeben. Sind die inneren Genitalorgane von Endometriose befallen, so sind in bis zu 20 Prozent der Fälle auch Darm, Enddarm, Blinddarm oder Harnleiter mit betroffen.

Eine Endometriose außerhalb des Bauchraumes ist selten, aber es gibt gut dokumentierte Fälle von Endometriose in der Lunge, des Lungenfells oder des Rippenfells sowie Endometrioseabsiedelungen im Bereich der Arme und Beine, des Rückenmarkkanals oder in Operationswunden (Bauchschnitt, Dammschnitt).

Neben diesen Beschwerden, die die Endometriose am Ort ihrer krankhaften Wachstumsprozesse hervorruft, leiden die betroffenen Frauen noch an verschiedenen unspezifischen Symptomen, die ihr Befinden z. T. erheblich beeinträchtigen und sie durch chronische Beschwerden auch psychisch belasten.

Allgemeines Unwohlsein, diffuse Bauchbeschwerden, Völlegefühl, Stimmungsschwankungen und Antriebsarmut sind viel häufiger mit Endometriose verbunden, als dies aus der medizinischen Literatur hervorgeht. Amerikanischen Selbsthilfegruppen konnten das eindrucksvoll anhand großer Datenerhebungen nachweisen (Tab. 1).

Nur wenn wir Ärzte in der Zukunft auch auf uncharakteristische Beschwerden genauer achten und die Endometriose in allen Altersklassen mit in Erwägung ziehen, werden wir den betroffenen Frauen helfen und unnötige jahrelange Schmerzzustände, Beeinträchtigungen des Wohlbefindens und der Leistungsfähigkeit vermeiden können.

Da die diagnostische Abklärung schwierig ist und bei der gynäkologischen Untersuchung die Endometriose in den frühen Stadien unauffällig bleibt, wurden diese Beschwerden von den Ärzten in der Vergangenheit entweder nicht genügend berücksichtigt, oder es wurden falsche Diagnosen gestellt (Tab. 2) und damit erfolglose Fehlbehandlungen eingeleitet. Oder die Beschwerden wurden als psychosomatisch bedingt falsch interpretiert. So erklären sich die oft bis zu fünf Jahre dauernden Leidensgeschichten der Frauen, bis endlich mittels Bauchspiegelung die richtige Diagnose gestellt wird.

Tab. 1: Klinische Beschwerden, die häufig von Frauen mit Endometriose beklagt werden

Symptome	Häufigkeit in %
Menstruationsschmerzen	über 90
Unterbauchschmerzen, Übelkeit, Darmsymptome	80
Blutungsstörungen der Gebärmutter (Meno-Metrorrhagien)	über 60
Schmerzen beim Geschlechtsverkehr (Dyspareunie), Kopfschmerzen, Schwindel, Magenbeschwerden	50
Kinderlosigkeit	über 40
Häufige Infektionen	40
Geringgradige (subfebrile) Erhöhung der Körpertemperatur	30

* Endometriosis Association registry > 3000 Fälle

Die diagnostische Standardmethode

Die derzeit weltweit angewandte Standardmethode, um eine Endometriose zu diagnostizieren, beschränkt sich auf eine Bauchspiegelung, mit der die Lokalisation und die Ausdehnung der Endometrioseherde und Zysten erkannt werden können. Diese Methode hat aber nur einen begrenzten Voraussagewert, was den Effekt einer notwendigen Behandlung betrifft, und hängt in ihrer Qualität sehr von den Fähigkeiten des Laparoskopikers ab.

In der Vergangenheit sind für die Endometriose verschiedene Klassifikationssysteme entwickelt und empfohlen worden, u. a. auch die von der American Fertility Society erstellte Klassifikation, die bei wissenschaftlichen Untersuchungen und in der Klinik allgemein akzeptiert ist und weltweit angewendet wird. Dennoch hat dieses Punktesystem als Klassifikation nur begrenzten Wert, was auch auf den alle drei Jahre stattfindenen Endometriose-Weltkongressen diskutiert wurde, ohne dass bisher eine einheitliche, befriedigende und weltweit akzeptable Lösung gefunden werden konnte.

Tab. 2: Häufige Fehldiagnosen bei Endometriose

a) Zyklusstörungen, Blutungsstörungen
- bedingt durch Funktionsstörungen der Eierstöcke
- bedingt durch Erkrankungen der Gebärmutter

b) Psychosexuelle Beschwerden
- stressbedingte Unterbauchschmerzen
- psychisch bedingte Beschwerden beim Verkehr

c) Krampfartige Schmerzen im kleinen Becken
(Pelveopathia spastica)
- funktionell und vegetativ bedingte Verkrampfungen
- Allen-Masters-Syndrom

d) Funktionelle Sterilität, unerklärbare Sterilität

e) Subakute oder chronische Blinddarmentzündung

f) Eierstockentzündung

g) Reizmagen, Reizblase, funktionsgestörter Dickdarm (Colon irritabile)

Die praktische Diagnostik

Da bis heute nur durch eine Bauchspiegelung in Narkose eine genaue Krankheitserkennung der Endometriose möglich ist, wird verständlich, warum Ärzte bei anfangs nur leichten Beschwerden zögern, diese invasive Diagnostik anzuwenden. Aber auch die Frauen selbst stellen häufig die Notwendigkeit der Bauchspiegelung infrage, wechseln den Arzt, um nach alternativen Untersuchungs- und Behandlungsmöglichkeiten zu fragen, und verzögern so den Zeitpunkt der richtigen Diagnosestellung. Eine zu späte Diagnose und fortgeschrittene Erkrankungsfälle sind die Folge!

Auf der anderen Seite sind Menstruationsbeschwerden in bestimmten Altersklassen sehr häufig (bis zu 70 %), sodass natürlich unnötige und allzu leichtfertig durchgeführte Bauchspiegelungen zu vermeiden sind.

Für die Praxis haben sich folgende Empfehlungen bewährt:

Wenn Menstruationsbeschwerden nicht mit einer Wärmflasche oder einer Tablette Aspirin zu beseitigen sind, erhalten junge Frauen bei einem normalen gynäkologischen Untersuchungsbefund einschließlich des Ultraschalls ein niedrig dosiertes kombiniertes orales Verhütungsmittel (KOK) für drei Monate. Bessern sich die Beschwerden, wird die Pille weiter verordnet; bessern sich die Beschwerden nicht, wird eine Kombinationspille mit einem anderen oder stärkeren Gestagen eingesetzt (KOK-Test). Hilft diese Medikation innerhalb der nächsten drei Monate auch nicht oder nicht ausreichend, kann die Gabe im sogenannten Langzyklus versucht werden: Drei oder vier Blister werden hintereinander genommen, danach folgt eine Woche Pause, sodass die Regel nur alle neun bzw. zwölf Wochen zugelassen wird. Ist auch hiermit kein befriedigender Erfolg zu erzielen, sollte eine diagnostische Bauchspiegelung durchgeführt werden.

Dieses Vorgehen vermeidet einerseits unnötige Bauchspiegelungen und verzögert andererseits die Diagnose einer Endometriose höchstens um ein Jahr.

Diagnoseverfahren der Zukunft

Da die Endometriose mit immunologischen Veränderungen im kleinen Becken und möglicherweise auch im gesamten Organismus einhergeht, wird seit Jahren intensiv daran geforscht, ob ein Bluttest für Endometriose entwickelt werden kann. Dies war ein Hauptthema auf dem Endometriose-Weltkongress 2008 in Australien, und die Arbeitsgruppe von Professor Daniela Hornung aus Lübeck legte wichtige neue Ergebnisse zu diesen Problemen dar. Eine solch einfache, wenig belastende Untersuchung würde das diagnostische Dilemma auflösen und für beide – Betroffene und Behandler – einen segensreichen Fortschritt bedeuten.

DIE MEDIKAMENTÖSE THERAPIE DER ENDOMETRIOSE

Behandlungsprinzipien

Die verschiedenen operativen und medikamentösen Behandlungsmöglichkeiten, die in den letzten Jahren zur Rückbildung oder Heilung einer Endometriose entwickelt wurden, sind letztlich alle mit dem Problem behaftet, dass in vielen Fällen die Endometriose nach anfangs erfolgreicher Behandlung wieder auftritt.

Denn bisher ist eine dauerhafte Heilung der Endometriose nur zu erzielen, wenn die Östrogene permanent entzogen werden. Insofern ist die beidseitige Entfernung der Eierstöcke – mit oder ohne Gebärmutter – das einzige derzeit bekannte Therapieprinzip, das vor Rezidiven schützt. Solange funktionsfähige Eierstöcke oder Reste von Eierstöcken vorhanden sind, die Östrogene produzieren, beträgt das Rezidivrisiko 20 bis 40 Prozent für einen Nachuntersuchungszeitraum von fünf Jahren.

Da aber zwei Drittel aller Patientinnen jünger als 35 Jahre sind, ist diese radikale operative Behandlung schon alleine aus diesem Grund heute nur noch zu vertreten, wenn es sich um eine Rezidiverkrankung im fortgeschrittensten Stadium handelt, bei der gleichzeitig Nachbarorgane befallen sind und deren Funktion beeinträchtigt ist.

Um die Behandlung der Endometriose im Einzelfall zu verbessern und um das unnötige Entfernen von Gebärmutter und Eierstöcken zu vermeiden, sind in den 80er-Jahren Behandlungsempfehlungen entwickelt worden, die die Faktoren Alter, Kinderwunsch und Familienplanung berücksichtigen und sich am Schweregrad der Endometriose orientieren.[13] Das Problem des Wiederaufflackerns der Erkrankung wurde jedoch nicht gelöst.

Nach heutigen Erkenntnissen der immunologischen und stoffwechselabhängigen Zusammenhänge muss deshalb bereits bei der Diagnose wesentlich gründlicher und umfassender untersucht werden, um eine individuelle Behandlung festzulegen, die nicht so sehr den Schweregrad, sondern vor allem die Aktivität, das Wachstumsverhalten und die Beschwerden der Erkrankung berücksichtigt.

Grundsätzlich stehen dazu drei Behandlungsprinzipien zur Verfügung:

1. Das Therapieziel der *symptomatischen* Behandlung ist die Beseitigung der endometriosebedingten Beschwerden, ohne die Krankheit selbst heilen zu wollen.

2. Das *endokrine* Therapieprinzip wirkt auf den Hormonhaushalt ein und beruht auf unterschiedlich intensiver und unterschiedlich langer Unterdrückung der Östrogenproduktion in den Eierstöcken, was durch verschiedene Medikamente und auch durch die operative Entfernung der Eierstöcke zu erreichen ist.

3. Bei den *operativen* Therapieverfahren (s. Kapitel *Die chirurgische Therapie*) werden nur die krankhaften Endometrioseherde und -zysten entfernt, und die gesunden Organteile bleiben erhalten (konservative ablative Therapie). Oder die befallenen Organe werden komplett entfernt (radikale ablative Therapie).

Nachdem die diagnostische Bauchspiegelung mit histologischer Untersuchung die notwendigen Daten zum Ort des Endometriosebefalls, zur Schwere und zur Aktivität der Endometriose geliefert hat, muss unter Einbeziehung der persönlichen Situation der betroffenen Frau und unter Berücksichtigung der Beschwerden eine individuelle Behandlungsstrategie entwickelt werden.

Symptomatische Behandlungen

Die Endometriose ist eine gutartige Erkrankung, deren Entartungsrisiko deutlich unter einem Prozent liegt. Ist der frauenärztliche Untersuchungsbefund unauffällig und lassen sich durch Ultraschall zystische oder tumoröse Veränderungen ausschließen oder liegt aufgrund einer Bauchspiegelung nachgewiesenermaßen eine Endometriose geringer Schwere vor, so können im Einzelfall nur die endometriosebedingten Beschwerden – Menstruationsbeschwerden, Schmerzen direkt vor der Menstruationsblutung, zyklisch auftretende Unterbauchschmerzen – behandelt werden (s. auch Kapitel *Rehabilitation bei Endometriose*).

Wichtig ist eine sorgfältige Anamnese, da Menstruationsbeschwerden und Unterleibskrämpfe auch psychische Ursachen haben können oder durch Veränderungen im Bereich der Haltebänder der Gebärmutter oder der Muskulatur des Beckenbodens bedingt sein können.

Medikamentöse Schmerzbehandlung

Bei endometriosebedingten, eher krampfartigen, tief im kleinen Becken auftretenden und gelegentlich in die Leisten und Oberschenkel ausstrahlenden Schmerzen kommt den Prostaglandin-Synthesehemmern eine besondere Bedeutung zu, da sich Rezeptoren (Bindungsstellen) dieser Stoffe im Endometriosegewebe nachweisen ließen. Prostaglandine sind Substanzen, die sowohl von den Endometrioseherden selbst und bei der entzündlichen Abwehrreaktion des Körpers gegen die Endometrioseherde freigesetzt als auch in der normalen Gebärmutterschleimhaut während der Menstruationsblutung gebildet werden. Diese Substanzen wirken über die Rezeptoren direkt am Endometrioseherd und führen darüber hinaus zur Verkrampfung der glatten Muskulatur (Gebärmutter und Haltebänder der Gebärmutter) und zur Verengung der Blutgefäße. Das führt zur schlechten Durchblutung und schlechten Sauerstoffversorgung der Beckenorgane. Sowohl die Verkrampfung der Muskulatur als auch der Sauerstoffmangel im Gewebe rufen Schmerzen hervor.

Im Folgenden wird eine Auswahl an Substanzen und deren Wirkprofil bei endometriosebedingten Schmerzen für eine überlegte Schmerzmitteleinnahme beschrieben. Grundsätzlich unterscheiden sich die Verabreichungsformen als Tabletten, Kapseln, Zäpfchen oder Spritzen hinsichtlich der Nebenwirkungen als auch danach, wie schnell die Wirkung einsetzt und wie lange sie anhält. Die Nebenwirkungen sind nachfolgend nicht umfassend berücksichtigt, da im konkreten Fall immer eine Rücksprache mit dem behandelnden Arzt erforderlich ist.

Einzelne Wirkstoffe

Acetylsalicylsäure (ASS): Das Medikament wirkt schmerzlindernd, entzündungshemmend und fiebersenkend. Es greift in die Bildung und Verstoffwechselung von Prostaglandinen ein. Untersuchungen bei gynäkologischen Schmerzen haben gezeigt, dass ASS um so effektiver Schmerzen beherrscht, je weniger schmerzhaft die Ausgangslage ist. Es wirkt also eher bei schwächeren endometriosebedingten Schmerzen. Dazu kommt, dass höhere Dosen ASS über einen längeren Zeitraum häufiger Magenprobleme verursachen. In niedriger Dosis hat sich das Medikament als wirksam bei der Schlaganfall- und Herzinfarkt-Vorbeugung erwiesen, da es die Blutplättchen (Thrombozyten) beeinflusst und damit die Blutgerinnung vermindert.

Ibuprofen ist ebenfalls ein Schmerzmittel aus der Gruppe der Prostaglandinhemmstoffe. Es wird seit Langem in der Rheumatherapie erfolgreich eingesetzt und ist stärker wirksam als ASS. Die Nebenwirkungen ähneln denen von ASS.

Diclofenac stammt auch aus diesem Formenkreis, ist ebenfalls stärker wirksam als ASS und hat einen ausgeprägten abschwellenden Effekt, der bei starker Begleitschwellung des Gewebes im Rahmen einer Endometrioseerkrankung oder nach Operationen erwünscht sein kann. Es hat nicht den gleichen Einfluss auf die Blutgerinnung wie die beiden oben genannten.

Naproxen unterscheidet sich von den vorhergehenden Prostaglandin-Synthesehemmern durch eine deutlich verlängerte Wirkung (ca. 8 Stunden). In der Praxis hat es sich in vielen Fällen als wirksames Mittel bei Endometrioseschmerzen erwiesen (besonders in Zusammenhang mit der Menstruation). Mit der Einnahme sollte schon am Tag vor Einsetzen des starken Regelschmerzes begonnen werden.

Es gibt noch weitere Medikamente der gleichen Wirkstoffgruppe, die individuell verträglicher oder besser wirksam sein können.

Paracetamol ist eine häufig angewendete Alternative zu ASS. Es verursacht weniger Magenbeschwerden und Blutungsrisiken. Vom Wirkspektrum her ist es stärker fiebersenkend als ASS. Bei zu hoher Dosierung kann es zu Leber- und Nierenschädigungen kommen, allergische Reaktionen sind seltener.

Novaminsulfon ist in der Wirkstärke ASS und Paracetamol vergleichbar und gut fiebersenkend. Da es – in Form von Spritzen verabreicht – seltene, aber dann sehr schwerwiegende Blutbildungsstörungen auslösen kann, wird es zurückhaltend verordnet.

Butylscopolamin, Mebeverin u. a. gehören zu den krampflösenden Medikamenten (Spasmolytika) und nicht zu den eigentlichen Schmerzmitteln. Besonders bei Darmkrämpfen und Gebärmutterkrämpfen haben sie eine entspannende Wirkung auf die Muskulatur dieser Organe. Die Nebenwirkungen sind eher gering.

Opioide werden aus dem Schlafmohn gewonnen oder vollsynthetisch hergestellt. Sie entfalten ihre schmerzlindernde Wirkung an den Schaltstellen des Zentralnervensystems. Effektiv eingesetzt werden diese stark wirksamen Medikamente bei unerträglichen Schmerzen, wie z. B. nach Operationen, Unfallverletzungen sowie bei Tumorschmerzen und chronischen Schmerzen, wenn anderen Substanzen nicht mehr ausreichend helfen.

Tramadol zählt zu den vergleichsweise schwächeren Opioiden und wird auch bei starken Endometrioseschmerzen eingesetzt. Es erzeugt als unerwünschte Wirkung Übelkeit und Verstopfung und kann das Reaktionsvermögen beeinflussen. Wenn eine häufige, z. B. tägliche Einnahme notwendig wird, sollte bei einer aktiven Endometriose eine operative oder hormonelle Therapie als Alternative vorgezogen werden.

Ein Nachlassen der Wirksamkeit und eine auffällige Dosissteigerung sprechen auch für die Entwicklung einer Abhängigkeit. Wenn diese Entwicklung erkennbar oder befürchtet wird, sollte kompetente Hilfe, d. h. ein Schmerzspezialist aufgesucht werden.

Codein wird eher selten bei Endometriose eingesetzt. Es ist ein Zusatzmedikament zur Nacht, da es neben der schmerzlindernden Wirkung müde macht. Auch Codein sollte nur über einen kurzen Zeitraum eingenommen werden.

Lokalanästhetika sind örtliche Betäubungsmittel zur vorübergehenden Schmerzausschaltung. Die Wirkstoffe (Procain, Lidocain u. a.) hemmen die Fähigkeit der Nerven, Schmerzimpulse zu übertragen. Nach Endometrioseoperationen werden sie z. B. im Bereich der Bauchdecke in Form von Quaddeln eingesetzt. Gegen Unterbauchschmerzen sind damit auch in die Tiefe gehende positive Wirkungen zu erreichen, die man sich durch Reflexschaltungen erklärt.

Bei der Neuraltherapie, einer komplexen Therapie mit Lokalanästhetika, werden zusätzliche Herde und Störfelder wie Mandeln oder Zähne berücksichtigt.

▶ Hinweise zur Selbstbehandlung

- Alle Schmerzmittel haben erwünschte und unerwünschte Wirkungen (Nebenwirkungen), auch die frei verkäuflichen. Monopräparate enthalten nur einen Wirkstoff; sie sind in der Regel besser geeignet als Kombinationspräparate mit mehreren Wirkstoffen. Besonders die Kombination mit beruhigenden oder anregenden Stoffen wird kritisch beurteilt, da die Gefahr besteht, dass die Präparate wegen dieser Zusätze länger eingenommen werden als erforderlich.
- Schmerzmittel sollten nicht regelmäßig oder länger als drei Tage ohne Rücksprache mit dem behandelnden Arzt eingenommen werden. Auch zwölfmal im Jahr für zwei bis drei Tage gilt als regelmäßig.
- Bei Allergien, Asthma, Magen-, Leber- oder Nierenerkrankungen ist auf jeden Fall vorher eine ärztliche Beratung erforderlich. Die Notwendigkeit der Einnahme sollte genau geprüft werden.
- Schmerzmedikamente sollten nicht auf nüchternen Magen und nur mit ausreichend Flüssigkeit (am besten Wasser) eingenommen werden. Danach ist mindestens eine halbe Stunde abzuwarten, ob die erwünschte Wirkung eintritt, bevor die Dosis erhöht wird.
- Es sollte nur die Menge eingenommen werden, die die Dosierungshinweise im Beipackzettel vorschreiben, und die Wechselwirkung mit Alkohol, anderen Medikamenten und körperliche Beeinträchtigungen (z. B. große Müdigkeit) sollten beachtet werden.
- Andere, nicht medikamentöse Maßnahmen zur Schmerzlinderung sollten angewendet werden.

Noch ein wichtiger Tipp zur Schmerzmitteleinnahme: Wenn Schmerzmedikamente benötigt werden, sollte man nicht mit der Einnahme warten, bis die Schmerzen unerträglich geworden sind. Ab einem bestimmten Punkt schaukeln sich Schmerzen hoch und sind nur mit höheren Dosen an Medikamenten zu bremsen. Man benötigt im Endeffekt dann mehr Wirkstoff, wenn man zu spät mit der Behandlung anfängt.

Physikalische Maßnahmen

Oft sind neben Verkrampfungen und Durchblutungsstörungen auch Narben und Verwachsungen, die als Folge der chronischen Krankheit oder wiederholter Operationen entstanden sind, die Ursachen für chronische Beschwerden. Gerade in solchen Fällen eignen sich auch physikalische und balneologische sowie krankengymnastische Anwendungen.[14] Wärme, Entspannung, Verbesserung der Durchblutung und Lockerung sind die Wirkprinzipien.

Bewährt haben sich Sitzbäder oder temperaturansteigende Fußbäder von zehn bis 20 Minuten Dauer mit 28 Grad Celsius warmem Wasser, bis auf 32 Grad Celsius ansteigend. Durch den Zusatz von Melisse und Rosmarin oder Schafgarbe lassen sich die krampflösenden Effekte dieser physikalischen Maßnahmen steigern.

Wenn neben den organischen Symptomen das Beschwerdebild psychosomatisch überlagert wird oder zusätzlich psychische Ursachen eine Rolle spielen, sollte im schmerzfreien Zeitraum eine Behandlung mit psychotrop wirkenden Arzneipflanzen überlegt werden. Hierfür haben sich Johanniskraut, Passionsblumenkraut, Baldrianwurzel und Melissenblätter als geeignet erwiesen.

Bei schweren Verlaufsformen und in Fällen, wo mit ambulanten Behandlungsmaßnahmen keine ausreichende Besserung erzielt wird, kann eine konsequente Badekur, insbesondere auch die Anwendung einer Moorbadekur unter begleitenden psychotherapeutischen Maßnahmen, notwendig sein. Es ist dabei unerheblich, ob die nachweisliche Besserung nun vorrangig auf die physikalischen/balneologischen Anwendungen zurückzuführen ist oder auf den Milieuwechsel (Kurorteffekt), den geänderten Tagesablauf oder sonstige, mit wissenschaftlichen Methoden schwer fassbare Ursachen. Entscheidend ist, dass den Patientinnen in einem hohen Prozentsatz geholfen werden kann.

Die vielschichtigen Wirkungsmechanismen einer Bäderbehandlung mit Moorapplikationen

- Haut und Schleimhäute werden beeinflusst, indem die Quellfähigkeit und die Wasserstoffionen-Konzentration zunehmen und dadurch die Bindegewebsstrukturen auflockern. Huminsäuren und Lipide im Moor beeinflussen den Stoffwechsel, wirken entzündungshemmend, indem die Bildung der Prostaglandine unterdrückt und die Eiweißsynthese gefördert wird.
- Ferner werden Hirnanhangsdrüse, Nebennierenrinde und Eierstöcke stimuliert – wahrscheinlich indirekt über eine verbesserte Durchblutung, denn eine direkte Hormonwirkung ist unwahrscheinlich, da die Konzentrationen, z. B. von Östrogenen, in deutschen Mooren extrem niedrig sind. Darüber hinaus haben Moorteil- und Moorvollbäder eine thermische Wirkung, da die maximale Badetemperatur bis auf 42 Grad Celsius gesteigert werden kann.
- Zusätzlich wandeln sich Huminsäurevorstufen zu Huminsäuren um und geben dadurch Wärme frei, sodass Moor ein aggressiver Wärmeträger ist. Dies wirkt durchblutungsfördernd, krampflösend und entspannend, indem die Blutgefäße weitgestellt werden und der Tonus des sympathischen Nervensystems gedämpft wird.

Diese Wirkungsmechanismen erklären, warum physikalische und balneologische Maßnahmen besonders die Beschwerden endometriosebedingter Folgeschäden (Narben, Verwachsungen, Durchblutungsstörungen) und Beschwerden nach operativer Endometriosebehandlung günstig beeinflussen können.

Schwellung des Gewebes mit Wassereinlagerung und Begleitentzündung, Bildung von überschießendem Bindegewebe und Vernarbungen, schlechte Durchblutung mit Sauerstoffmangel im Gewebe und Störung des Prostaglandinstoffwechsels sowie psychosomatische Beschwerden, die bei wiederholter vergeblicher klassischer Endometriosebehandlung auftreten können, sind ein klarer Grund, Resorptionskuren, wie sie für die chronischen Stadien genitaler Entzündungen angewendet werden, oder Stimulationskuren, wie sie sich bei funktioneller Leistungsschwäche der Eierstöcke bewährt haben, zu verordnen.

Pflanzliche Medikamente

Bei Anwendung krampflösender und damit auch schmerzlindernder Arzneipflanzen ist zwischen der Behandlung akuter Schmerzzustände und einer prophylaktischen Behandlung zu unterscheiden. Dies gilt auch für Unterbauchschmerzen und Menstruationsbeschwerden (s. Kapitel *Rehabilitation*).

Zur Akutbehandlung von Regelschmerzen werden Anwendungen mit definierten Pflanzeninhaltsstoffen, wie beispielsweise den Alkaloiden, oder mit teilweise synthetisch hergestellten Derivaten, wie Butylscopolamin, gewählt. Dies gilt auch für gerinnungshemmende Stoffe wie die Acetylsalicylsäure. Salicylsäurederivate sind in den Zweigrinden verschiedener Salixarten enthalten, wie beispielsweise der Weidenrinde. So hat sich die frühzeitige Einnahme niedrig dosierter Acetylsalizylsäure (beispielsweise 3 x 100 Milligramm am ersten Tag der Periodenblutung) zur Linderung von Menstruationsbeschwerden bewährt.

Bei leichten Menstruationskrämpfen ist die Einnahme der pflanzlichen krampflösenden Mittel noch vor Eintritt der Blutung notwendig. Dazu gehören vor allem Schafgarbenkraut und Gänsefingerkraut, die als Tee verordnet werden können.

Darüber hinaus kennt die homöopathische Medizin verschiedene Kombinationspräparate, um die Neigung zu Menstruationsschmerzen abzubauen. Neben der lokalen Wärmeanwendung können Belladonna, Chamomilla und Magnesiumphosphoricum sowie Viburnum opulus in Tabletten- oder Tropfenform erfolgreich eingesetzt werden[16] (s. Kapitel *Homöopathische Therapie*).

Neben medikamentösen und physikalischen Maßnahmen haben auch Entspannungstechniken (s. Kapitel *Rehabilitation*) eine nachweislich krampflösende Wirkung und können sowohl vorbeugend als auch schmerzlindernd eingesetzt werden. Diese Techniken erfordern allerdings ein kontinuierliches Üben und Praktizieren, ermöglichen es aber der Patientin, gleichzeitig aktiv auf das eigene Schmerzgeschehen Einfluss zu nehmen.

Hormonelle Therapien

Als Medikamente für die hormonelle Endometriosebehandlung stehen in Deutschland Gelbkörperhormone und verschiedene GnRH-Agonisten zur Verfügung. Grundsätzlich können diese Substanzen vor einer geplanten Operation (Tab. 3), nach einer durchgeführten Operation (Tab. 4) und im Rahmen einer Drei-Phasen-Therapie eingesetzt werden.

Tab. 3: Indikationen zum Einsatz von Medikamenten vor einer Operation

Bei schwerer Endometriose
• zur Verkleinerung der Endometrioseherde • zur Verminderung des operativen Traumas • um die Beschädigung der Gefäßversorgung kleinzuhalten
Bei Endometriosezysten
• zur Verkleinerung der Zysten • zur Erleichterung organerhaltender Operationen • um eine Bauchspiegelung anstatt eines Bauchschnitts zu ermöglichen
Bei Endometriose außerhalb des Genitalbereichs
• zur Beseitigung der Symptomatik • um die Entfernung kranker Organteile zu minimieren
Bei endometriosebedingter Sterilität
• Verringerung des Operationsausmaßes • Verkürzung der Operationszeit • Verminderung von Blutungen während der OP

Tab. 4: Indikationen zum Einsatz von Medikamenten nach einer Operation

Bei unvollständiger Operation

- wegen Blutungskomplikation
- wegen des Verletzungsrisikos für Nachbarorgane
- wegen technischer Schwierigkeiten bei der Entfernung von Organteilen

Bei Verdacht auf mikroskopische Absiedelungen

- bei diffus kleinherdiger Endometriose
- als Zusatzbefund bei Eierstockendometriose
- bei fraglichen Resten in Narben

Bei Rezidivrisiko

- Verdacht auf inkomplette operative Beseitigung
- wenn der Befund der Untersuchung (Palpation) unauffällig ist
- wenn diagnostisch keine andere Erkrankung zu erwägen ist

Eine hormonelle Behandlung vor einer geplanten Operation ist sinnvoll, um in speziellen Fällen eine Rückbildung der Endometrioseabsiedelungen und eine Verkleinerung der Endometriosezysten zu erzielen. Damit kann das Ausmaß der Operation und eine operationstechnisch nicht zu vermeidende Verletzung der Organe reduziert, die Operation technisch erleichtert und ihre Dauer verkürzt werden.

Obwohl es nach einer chirurgischen Endometriosesanierung grundsätzlich keinen Grund für eine medikamentöse Nachbehandlung gibt – alle mit dem Auge sichtbaren oder tastbaren Veränderungen sind ja bei erfolgreicher Operation komplett entfernt worden –, zeigt die klinische Praxis, dass auch hier klare Gründe für eine Nachbehandlung vorliegen können. Verschiedene Untersuchungen haben ergeben, dass in der Umgebung sichtbarer Endometrioseherde mikroskopisch kleine Absiedelungen verbleiben und aktiv weiterwachsen, sodass die Erkrankung aufgrund einer chirurgisch nicht vollständig beseitigten Endometriose wieder aufflackert.

Da gerade junge, wachstumsaktive Endometrioseherde gut auf eine medikamentöse Behandlung ansprechen, kann hier zur Vermeidung mikroskopisch kleiner Restimplantate hormonell nachbehandelt werden. Die Tatsache, dass eine tiefer gehende Endometriose mit begleitenden Entzündungsreaktionen keine natürlichen Gewebegrenzen respektiert, hat schon oft einen Operateur vor technisch höchste Schwierigkeiten gestellt. Denn eine ausgedehnte Endometriose im kleinen Becken ist schwieriger zu operieren als eine umfangreiche radikale Operation bei Krebserkrankung der Gebärmutter!

In der Praxis hat sich die vor vielen Jahren entwickelte Drei-Phasen-Therapie der Endometriose bewährt,[17] bei der im zweiten Therapieschritt Gelbkörperhormone oder GnRH-Agonisten über einen Zeitraum von drei bis sechs Monaten eingesetzt werden.

Untersuchungen der letzten Jahre haben zwar deutlich gemacht, dass für die Entstehung und Ausbreitung einer Endometriose zahlreiche lokale und systemische Mechanismen wichtig sind, und dass immunologische Faktoren auf der Ebene von Abwehrzellen und systemisch als Antikörper im Blut und Douglassekret eine Rolle spielen. Am besten untersucht ist jedoch speziell die Steuerung durch Östrogenhormone aus den Eierstöcken.

Behandlung mit Gelbkörperhormonen

Gelbkörperhormone unterdrücken natürlicherweise in der zweiten Zyklushälfte nach dem Eisprung die Aktivität von Zwischenhirn und Hirnanhangsdrüse und bremsen dadurch die Östrogenbildung in den Eierstöcken. Eine tägliche Einnahme verschiebt das Verhältnis der Östrogenhormone und Gelbkörperhormone im Blut zugunsten der Gelbkörperhormone. Dadurch wird das Wachstum der Gebärmutterschleimhaut gebremst, die sich nun für die Eieinnistung vorbereitet (Dezidualisierung).

Genau diese Veränderungen sollen durch die täglichen Gelbkörperhormongaben auch in Endometrioseherden erzeugt werden. In Deutschland stehen dafür folgende Substanzen zur Verfügung: Norethisteronacetat, Chlormadinonacetat, Medroxyprogesteronacetat und Dydrogesteron.

Nachteile

Durch die kontinuierliche Einnahme der Gelbkörperhormone kommt es zu Durchbruchsblutungen in der Gebärmutter.

Zwar lassen sich die Blutungsstörungen durch eine langsame, stufenweise Erhöhung der täglichen Gelbkörperhormondosis beherrschen, je höher aber die täglich gegebene Hormonmenge wird, umso häufiger kommt es zu Nebenwirkungen, wie Gewichtszunahme, Stimmungsschwankungen, Neigung zu depressiven Verstimmungen, Brust- und Kopfschmerzen. Außerdem müssen bei den sogenannten Norethisteronderivaten (Abkömmlingen des Steroidhormons) Veränderungen des Fett- und Zuckerstoffwechsels berücksichtigt werden, da diese Steroidabkömmlinge in geringem Grade ähnlich wie männliche Hormone wirken.

Bei einer zusätzlichen Östrogengabe (monophasische Anti-Baby-Pille) gegen die Blutungsstörungen besteht in manchen Fällen das Risiko für venöse Thrombosen oder eine Erhöhung des Blutdruckes.

Hauptnachteile der alleinigen Gelbkörperhormontherapie sind eine schlechte Zykluskontrolle und wieder auftretende Endometriosebeschwerden. Tierexperimentelle Untersuchungen haben gezeigt, dass sowohl die alleinige Gabe von Östrogenen als auch die alleinige Gabe von Gelbkörperhormonen das Wachstum der Endometriose nicht aufhält. Damit ergeben sich grundsätzliche Zweifel darüber, inwieweit Eierstockhormone überhaupt zur Heilung einer Endometriose geeignet sind. Dies wird unterstützt durch neuere molekularbiologische Untersuchungen an den Endometrioseherden selbst, die gezeigt haben, dass an Endometriosezellen keine oder nur sehr wenige Gelbkörperhormonrezeptoren ausgebildet sind und dass die Stoffwechselwege für Gelbköperhormone in den Zellen selbst blockiert sind.

Deswegen wird gegenwärtig empfohlen, eine Gelbkörperhormon-Dauertherapie nur niedrig dosiert und nur dann einzusetzen, wenn das Therapieziel das Beseitigen der subjektiven Beschwerden ist, ohne dass die Endometriose ausgeheilt wird. Damit gehört die niedrig dosierte Gelbkörperhormontherapie eigentlich zur bereits oben dargestellten symptomatischen Behandlung der Endometriose.

Behandlung durch Blockade der Hirnanhangsdrüse (GnRH-Agonisten)

Die Hirnanhangsdrüse, die mit ihren Steuerhormonen (follikelstimulierendes Hormon FSH und Luteinisierungshormon LH) die zyklische Tätigkeit der Eierstöcke reguliert, wird ihrerseits durch sogenannte Nervenhormone vom Zwischenhirn aus gesteuert. Diese Nervenhormone sind biochemisch einfach aufgebaute Substanzen (ein Eiweiß aus einer Kette von zehn Aminosäuren, wie eine Perlenkette mit zehn Perlen), die nur an Zellen wirken, die für dieses Neurohormon Rezeptoren haben. Rezeptoren sind wie Schlüssellöcher in den Zellwänden, wobei das jeweilige Nervenhormon als »Schlüssel« im Blut zirkuliert. Nur an Zellen mit geeigneten Schlüssellöchern können diese Substanzen wirken. So ist es gelungen, bei dem natürlichen Neurohormon GnRH die Perlen in Position 6 und 10 zu vertauschen. Diese so entwickelten Substanzen heißen GnRH-Analoga.

Sind diese in gleichmäßigen Spiegeln im Blut, besetzen sie die Schlüssellöcher in den Zellen der Hirnanhangsdrüse, können aber das Schloss nicht aufschließen, da der Bart des Schlüssels verändert wurde. So werden alle Schlüssellöcher blockiert, und die Hirnanhangsdrüse treibt die Eierstöcke nicht mehr an. Zwar befreit der körpereigene »Schlüsseldienst« nach und nach die so blockierten Schlüssellöcher, jedoch wird sofort jeder frei gewordene Rezeptor wieder durch ein verändertes Neurohormon – nämlich das Medikament – besetzt und somit blockiert.

Vorteile

Mit diesen Substanzen wird ein zeitlich begrenzter, kompletter, aber dennoch voll umkehrbarer Östrogenentzug erreicht.

Andere Wirkungsmechanismen der GnRH-Agonisten auf Endometrioseherde und auf das Immunsystem konnten bisher nicht nachgewiesen werden. Außerdem fehlen auch die negativen Einflüsse auf die Stoffwechselvorgänge im Organismus, wie sie unter der Gelbkörperhormontherapie und der früher durchgeführten Danazolbehandlung beobachtet wurden.

Nachteile

Obwohl diese Substanzen aus medizinischer Sicht nur an der Hirnanhangsdrüse wirken, treten für die behandelte Patientin Nebenwirkungen in unterschiedlichem Ausmaß und unterschiedlicher Intensität auf, da die Östrogenproduktion der Eierstöcke vollständig gestoppt wird. So ist es verständlich, dass die Nebenwirkungen in etwa das Spektrum an Beschwerden umfassen, die auch von Frauen in den Wechseljahren beklagt werden (Tab. 5).

Tab. 5: Nebenwirkungen der Behandlung mit GnRH-Agonisten (Blockade der Hirnanhangsdrüse)

Beschwerden	**Häufigkeit in %**
Hitzewallungen	über 80
Trockene Vagina	60
Schweißausbrüche	50
Libidoverlust	über 30
Stimmungsschwankungen	über 20
Kopfschmerzen, Depression, vaginaler Fluor	unter 20
Schmierblutungen	10
Gewichtszunahme (mehr als 2 kg)	unter 10

Während ein Teil der Frauen überhaupt keine wechseljahresähnlichen Nebenwirkungen beobachtet, sind es vor allem Hitzewallungen und Schweißausbrüche, die eine große Anzahl Frauen als mehr oder weniger unangenehm empfindet.

Intensive Nebenwirkungen, die zum Abbruch der Behandlung zwingen, sind aber extrem selten. Unter den objektiven Nebenwirkungen ist allerdings die Demineralisierung (Abnahme des Kalkgehaltes) der Knochen durch den Mangel an Östrogenen von Bedeutung. Während ältere Untersuchungen, die die Knochendichte nicht mit modernen und aufwändigen Messmethoden untersucht haben, widersprüchliche Ergebnisse zeigen, haben neuere Messungen mit der qualitativen Computertomografie (QCT) und der Dual-Energy-X-Ray-Absortiometrie (DPX, DEXA) gezeigt, dass die Abnahme der Knochendichte drei bis zwölf Prozent beträgt, je nachdem, wie stark der Östrogenentzug war. Der in den Studien gemessene mittlere Verlust an Kalk im Knochen gibt allerdings wenige Informationen darüber, wie hoch das Risiko im individuellen Einzelfall ist. Nach Absetzen des Medikaments kommt es zwar zu einem Wiederanstieg der Knochendichte, die aber ebenfalls individuell erheblich schwankt.

Vorläufige Untersuchungen haben gezeigt, dass es nach dem Therapieende ca. 18 Monate dauert, bis die Knochendichtewerte wieder erreicht werden, die vor der Behandlung gemessen wurden.

Für eine knochenstoffwechselgesunde Frau ist ein wieder rückbildungsfähiger Kalkverlust im Knochen von ca. sechs Prozent völlig unbedeutend und entspricht den Werten, die auch natürlicherweise während der Stillzeit auftreten. Dennoch sollte eine GnRH-Agonisten-Behandlung aus den dargestellten Gründen nicht länger als sechs Monate durchgeführt werden. Wenn wegen einer wieder aufgetretenen Endometriose ein weiteres Mal GnRH-Agonisten zur Behandlung eingesetzt werden sollen, ist grundsätzlich zuvor eine genaue Abklärung des Knochenstoffwechsels empfohlen.

Die Wirksamkeit der GnRH-Agonisten auf die Endometrioseabsiedelungen und auf Endometriosezysten wurde in zahlreichen Studien nachgewiesen. Die heute in der Praxis eingesetzten GnRH-Agonisten unterscheiden sich neben ihrer biologischen Wirksamkeit im Vergleich zum natürlichen Nervenhormon, dem Luteinisierungs-Releasing-Hormon (LH-RH), durch die verschiedenen Möglichkeiten, wie sie verabreicht werden.

Da es sich um Eiweißsubstanzen handelt, die bei einer Aufnahme über den Magen-Darm-Kanal in ihre Bausteine zerlegt werden, können sie nicht in Tropfen oder Tablettenform eingenommen werden. Also sind andere Wege nötig, um diese Substanzen unverändert in den Blutkreislauf gelangen zu lassen.

In Form von Nasenspray haben sie den Vorteil einer kürzeren Wirkungszeit und einer besseren Steuerbarkeit. Der Nachteil liegt in der ungleichmäßigen, zum Teil sehr schlechten Aufnahme durch die Nasenschleimhäute und damit in einer möglichen unzureichenden Unterdrückung der Funktion von Hirnanhangsdrüse und Eierstöcken. Darüber hinaus haben viele Patientinnen Probleme damit, alle acht oder zwölf Stunden daran denken zu müssen, die Substanz gewissenhaft zu applizieren (Compliance-Probleme).

Täglich als kleine Injektionen unter die Haut zu spritzende Substanzen (ähnlich wie die Insulinspritzen) sind effektiv und gut steuerbar, jedoch für die Patientin belästigend und u. U. schmerzhaft und wenig tolerabel.

Als angenehm praktikable Behandlung, die gleichzeitig eine sicherere Unterdrückung gewährleistet, haben sich zur Endometriosetherapie deshalb die Depot-Applikationsformen durchgesetzt.

Da die Gelbkörperhormone oft die Endometriose nicht direkt angreifen, sondern nur die Symptome beseitigen, ist das neue Therapieprinzip der GnRH-Agonisten eine sinnvolle und wünschenswerte Erweiterung der medikamentösen Therapiemöglichkeiten.

Problematik der endometriosebedingten Sterilität

Auch auf dem Gebiet der endometriosebedingten Sterilität haben sich die Therapiekonzepte der 80er-Jahre aufgrund neuerer Untersuchungen modifiziert (s. Kapitel *Sterilitätsbehandlung bei endometriosebedingter Unfruchtbarkeit*). Als Leitsatz gilt unverändert, dass so schonend wie möglich behandelt werden soll, um keine behandlungsbedingten Sekundärschäden an den Reproduktionsorganen zu verursachen, die dann ihrerseits die Schwangerschaftschancen reduzieren. Zudem werden die Auswirkungen der Endometriose für eine vorliegende Sterilität inzwischen zurückhaltender beurteilt, wenn lediglich minimale oder geringgradige Erkrankungsstadien vorliegen.

Mehrere Publikationen der letzten Jahre haben sich mit den Schwangerschaftsraten beschäftigt. Dabei konnten keine Unterschiede zwischen den Gruppen festgestellt werden, bei denen die Endometriose therapiert wurde, und den Gruppen, wo ohne Endometriosebehandlung lediglich abgewartet und der Zyklus mittels Ultraschall und Hormonmessungen überwacht oder das Eibläschenwachstum stimuliert wurde.[18]

Die Interpretationen dieser Studiendaten müssen jedoch sehr sorgfältig vorgenommen werden, weil beispielsweise unterschiedliche Rahmenbedingungen der Studien die Ergebnisse verfälschen. So müssen in der dargestellten Untersuchung die Schwangerschaftsraten bei einer sechsmonatigen medikamentösen Therapie zwangsläufig im ersten Jahr schlechter sein, da bei der medikamentösen Endometriosebehandlung die Eierstöcke gebremst werden und so natürlich keine Schwangerschaft eintreten kann. Demgegenüber haben dann Frauen nach einer operativen Endometriosebehandlung zwölf Monate die Chance, schwanger zu werden, während für die medikamentös behandelte Vergleichsgruppe nur sechs Monate lang eine Schwangerschaftschance besteht.

Dennoch kann man aus diesen Daten ableiten, dass eine sehr subtile und umfassende Diagnostik zur Sterilität bei Endometriose notwendig ist, da oft zusätzliche Faktoren vorliegen, die für die ungewollte Kinderlosigkeit mitverantwortlich sind. Diese bedürfen dann natürlich einer entsprechenden Behandlung. Bei unseren eigenen Untersuchungen hatten lediglich zwölf Prozent von 202 Sterilitätspatientinnen mit nachgewiesener Endometriose keine anderen Sterilitätsfaktoren.

Oft treten Endometriose und ungewollte Kinderlosigkeit gleichzeitig auf, aber die ursächlichen Zusammenhänge, wie verschiedene hypothetische Modelle sie aufzeigen, sind unsicher. Deshalb sollten medikamentöse und operative Therapieverfahren sehr zurückhaltend eingesetzt werden, wenn Frauen mit Kinderwunsch beschwerdefrei sind und eine nachgewiesene geringgradige Endometriose ohne Schäden an den Reproduktionsorganen (keine Eierstockzysten, keine Verwachsungen, bewegliche und durchgängige Eileiter) vorliegt.

Im individuellen Fall muss abgeklärt werden, ob die Endometriose auch tatsächlich eine relevante Ursache für den unerfüllten Kinderwunsch ist (s. Kapitel *Die chirurgische Therapie*). Die zahlreichen Facetten einer auf den individuellen Krankheitsfall und die persönliche Situation der betroffenen Frau angepassten Endometriosebehandlung machen deutlich, wie zwingend eine ausreichende Diagnostik ist.

Je nach Therapieziel, von Beschwerdefreiheit über Beseitigung der Endometriose bis zur Erfüllung eines Kinderwunsches, sind unterschiedlich schonende Operationsverfahren, aggressive medikamentöse Therapien oder auch nur symptomatische Maßnahmen angezeigt.

Es ist zu hoffen, dass die Umsetzung dieser Behandlungsstrategien das Rezidivrisiko im Einzelfall vermindert und die therapeutischen Erwartungen von Patientin und Arzt besser erfüllt als die standardisierten, nicht angepassten, groben Therapieraster der Vergangenheit.

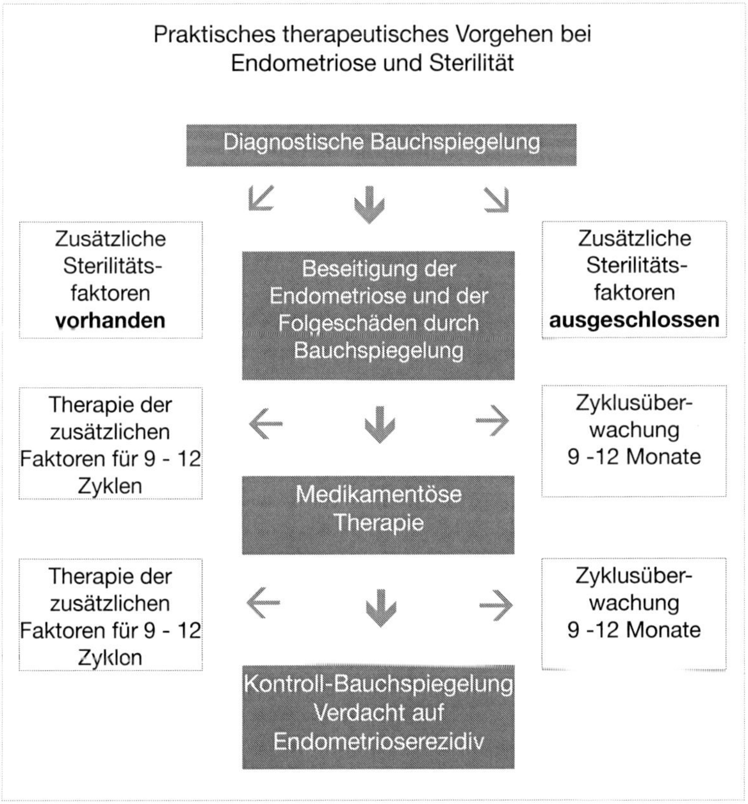

DIE BEDEUTUNG DER UTERUSMUSKULATUR

Verletzung durch operative Eingriffe

Die Endometriose wird seit Ende des 19. Jahrhunderts in der medizinischen Literatur ausgiebig diskutiert, und die Orte ihrer Ausbreitung im Körper werden umfassend beschrieben. Eine der wesentlichen Thesen besagte, dass während der Menstruation abgestoßene Schleimhaut durch retrograde Menstruation über die Eileiter (Tuben) in den Bauchraum gelange und sich dort einniste (Transplantationstheorie s. Kapitel *Entstehung der Endometriose*). Allerdings ist die bei der Menstruation abgestoßene normale Schleimhaut dem Zelluntergang geweiht und nicht in der Lage, an einer anderen Stelle des Körpers Endometrioseherde zu bilden. Grundsätzlich richtig an der Theorie ist allerdings auch heute noch, dass der Endometriose eine verschleppte Gebärmutterschleimhaut vorangeht.

Für das Entstehen der Endometriose ist aber nicht die bei der Menstruation abgestoßene oberflächliche Schicht, die sogenannte Funktionalis entscheidend, sondern die Schicht, aus der sich am Beginn des Zyklus die neue Schleimhaut wieder aufbaut (Basalschicht). Da diese Basalschicht normalerweise nicht abgestoßen wird, müssen die Partikel dieser Schicht demnach durch eine Art von Verletzung verschleppt werden.

Dass sich Endometrioseherde durch Verletzungen bilden können, ist seit Jahrzehnten durch Bauchwandendometriose nach Kaiserschnitten und durch Bauchfellendometriose nach Abortausschabungen (Kürettagen) bekannt.

Zunehmend werden auch massive Bauchraumendometriosen nach minimal invasiver Entfernung der Gebärmutter beschrieben. Hierbei wird die Gebärmutter im Bauchraum zerstückelt (Morcellement) und in einzelnen Teilen über die Laparoskopieöffnungen entfernt. Offenbar ist es nicht immer vermeidbar, dass sich Fragmente der Basalschicht im Operationsbereich oder Bauchraum absiedeln. Diese Endometriosen sind letztlich vom Arzt (iatrogen) verursachte Autotransplantate, also Transplantate von körpereigenem Gewebe.

Die meisten Patientinnen mit Endomtriose haben aber keine Vorgeschichte mit derartigen Operationen, sondern die Endometriose hat sich bei ihnen quasi aus dem Nichts entwickelt. Wie kommt es aber dann zu einer automatischen Transplantation von Zellverbänden der basalen Schicht des Endometriums?

Selbstverletzung (»Auto-Traumatisierung«)

Die Gebärmutter besteht vorwiegend aus Muskulatur, die nicht willkürlich gesteuert werden kann. Diese Muskulatur erfüllt durch Kontraktionen viele Funktionen. Die bekannteste ist die Austreibung des Kindes unter der Geburt. Daneben dienen diese Kontraktionen (Zusammenziehen) auch dem Samentransport und dem Reinigungsprozess durch Entfernen der abgestorbenen Gebärmutterschleimhaut etc. Die Gebärmutter ist also immer in Bewegung! Sie transportiert mit peristaltischen (wurmenden) Kontraktionen den Samen in wenigen Minuten vom Muttermund in den Eileiter, auf dessen Seite der Eisprung stattfinden wird. Kurz vor dem Eisprung ist die Frequenz dieser Kontraktionswellen sehr hoch, nimmt aber während der Menstruation stark ab, sodass die nach dem Abstoßen der Schleimhaut bloß liegende Basalschicht nicht verletzt wird. Das über die Scheide abfließende Menstruationsblut enthält zwar absterbendes Schleimhautgewebe, aber praktisch keine Fragmente vitaler Basalis. Entsprechend gering ist daher bei gesunden Frauen auch die sogenannte retrograde Menstruation.

Frauen mit Endometriose haben dagegen bereits während der Phase der Blutung eine sehr hohe Frequenz dieser Kontraktionswellen. Durch diese heftige, übrigens für den Samentransport zu diesem Zeitpunkt völlig nutzlose Kontraktionstätigkeit werden Fragmente der basalen Schleimhaut abgeschliffen. Sie sind im Menstruationsblut nachgewiesen worden. Bei einer gleichzeitig verstärkten retrograden Menstruation wird ein Teil von ihnen geradezu in den Bauchraum hineingeschleudert. Es handelt sich also auch hier um eine Transplantation durch eine Verletzung, die sich der Uterus aber selbst durch seine verstärkte Aktivität zufügt. Hierzu wurde der Begriff der »Auto-Traumatisierung« geprägt.

Bei der Endometriose handelt es sich also um eine Autotransplantation aufgrund einer Funktionsstörung des Uterus. Die verstärkte Kontraktionstätigkeit beruht wahrscheinlich auf einer pathologisch erhöhten Bildung von Östrogenen in der Schleimhaut (endometrialer Hyperöstrogenismus).

Nun bedeutet eine Transplantation von körpereigenem Gewebe an eine andere Stelle des Körpers primär kein Problem, es sei denn, man transplantiert z. B. Darmschleimhaut unter die Haut. Dabei würde sich eine mit Darmsekret gefüllte Zyste entwickeln. Wenn man also das Beschwerdebild der Endometriose verstehen will, dann muss man das Wesen des Endometriums und insbesondere seiner Basalschicht näher betrachten.

Die Basalschicht und damit auch das von ihr abgelöste und ektop (an anderer Stelle) eingenistete Fragment haben ein sehr starkes Wachstumspotenzial. Außerdem haben die Bindegewebsanteile der normalen Basalschicht und damit auch ihre Fragmente die Fähigkeit, Muskelfasern zu bilden. Unter dem Mikroskop sehen die Endometrioseherde wie »Miniaturgebärmütter« aus: Drüsen mit Bindegewebe und Muskelfasern.

Die Uterusschleimhaut hat die sehr wichtige Funktion, eine aufsteigende Infektion des inneren Genitales und der Bauchhöhle zu verhindern. Nach dem Verkehr sollen zwar Spermien in den Eileiter gelangen, aber bitte nicht die Keime! Wie der Rachenraum und die Brustdrüsengänge besitzt die Gebärmutter ein hoch potentes Infektionsabwehrsystem: Fresszellen siedeln sich mit einer maximalen Anhäufung zum Zeitpunkt des Eisprunges auf der Schleimhaut an. Eiweißstoffe werden gebildet, die ein Anheften von Keimen verhindern, und in der zweiten Zyklushälfte besteht das Bindegewebe der Schleimhaut (Stroma) zum großen Teil aus weißen Blutkörperchen (Körnchenzellen).

Alle diese Maßnahmen sorgen dafür, dass der Embryo ein keimfreies Nest zur Einnistung vorfindet. Kommt es nicht zur Schwangerschaft, dann wird dieses Gewebe auch unter Freisetzung von Entzündungsmediatoren, den Prostaglandinen, mit der Regelblutung abgestoßen.

Die »Minigebärmütter« in den Endometrioseherden machen diese zyklischen Prozesse teilweise mit. Nur kann das Gewebe am Ende des Zyklus nicht abgestoßen werden. Es kommt zu Entzündungsreaktionen, die als Schmerzen bei der Regelblutung, den Dysmenorrhoen, empfunden werden.

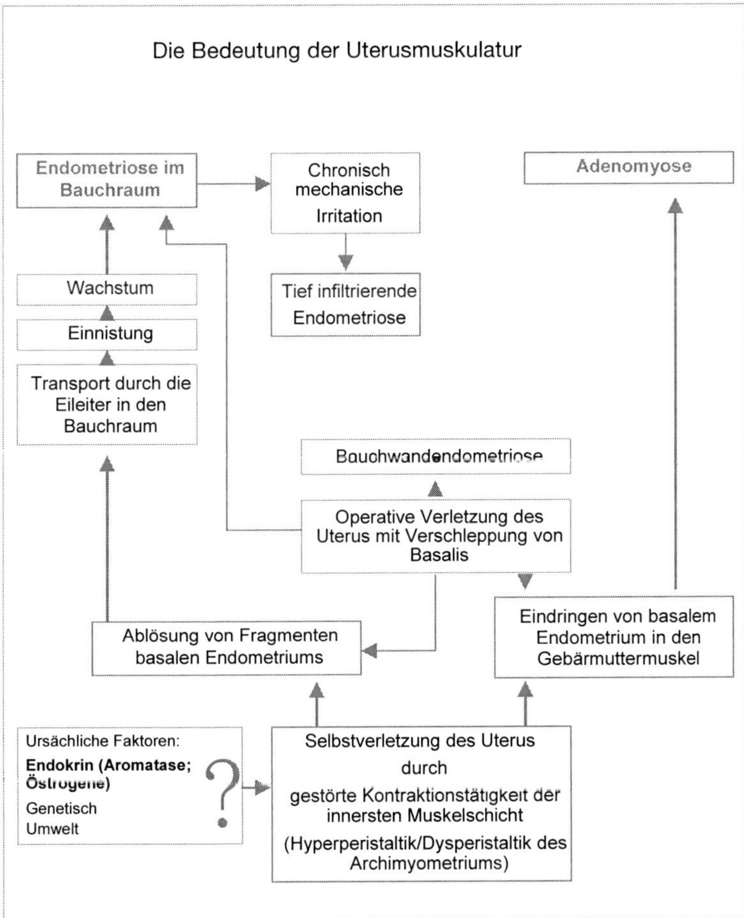

Die Adenomyose (Foto 16 – S. 77) entsteht ebenfalls durch eine Auto-Traumatisierung. Allerdings handelt es sich bei dieser Variante um ein Hineinwachsen (Infiltration) von basalem Endometrium in die darunterliegende Gebärmuttermuskulatur.

Etwa 60 Prozent aller Frauen in der Prämenopause weisen eine innere Endometriose (Adenomyosis uteri, s. Foto 15 a, 15 b – S. 76, 77) auf. Durch die jahrzehntelange zyklusabhängige Uterusaktivität haben sich Schwachstellen in der Muskelwand unter der Schleimhaut entwickelt, in die Basalis vorwuchert. Bei Frauen mit Endometriose und einer gesteigerten Kontraktionstätigkeit der Gebärmutter tritt dieser Effekt jedoch sehr viel früher ein, sodass bei vielen Frauen mit Endometriose in der Bauchhöhle (Peritonealendometriose) auch eine Adenomyose vorliegt, die mitverantwortlich für die endometriosebedingte Sterilität sein kann.

Da Endometriose und Adenomyose durch eine Ortsverlagerung (Dislokation) von hoch potenter Basalis entstehen, können hormonell wirksame Medikamente, die wie beispielsweise die »Pille« die Zyklusfunktion ausschalten, das Beschwerdebild zwar deutlich lindern, aber nicht heilen. Denn ebenso wie die »Pille« die normale Basalis des Uterus nicht zerstört, kann sie auch die Basalis der Endometrioseherde nicht beseitigen. Die Endometriose entwickelt sich erneut aus der verlagerten Basalis.

Ein Ziel der Forschung der nächsten Jahre muss es sein, die Gründe für die Hyperaktivität zu finden.

DIE CHIRURGISCHE THERAPIE DER ENDOMETRIOSE

Indikationsstellung – Gründe für operative Maßnahmen

Ziel jeder Operation ist die Entfernung und die weitgehende Zerstörung aller Endometrioseherde. Aufgrund der unterschiedlichen Erscheinungsformen dieser Krankheit werden entsprechend unterschiedliche Operationsmethoden angewandt. Vor jeder Operation steht deshalb die exakte Indikationsstellung, d. h., durch eine gründliche Erhebung der Krankengeschichte und Diagnostik wird der behandelnde Arzt in Abstimmung mit der Patientin und unter Berücksichtigung ihrer Bedürfnisse einen chirurgischen Eingriff planen.

Operative Methoden dienen zur Diagnose der Erkrankung und zur Therapie. So kann eine exakte Diagnose nur durch entnommene Gewebeproben mit anschließender feingeweblicher Untersuchung (Histologie) gestellt werden.

Ist die Erkrankung bereits mit den üblichen gynäkologischen Untersuchungen darstellbar (z. B. in der Scheide oder am Muttermund sichtbar), wird dort direkt eine Probeentnahme (Biopsie) zur Diagnosebestätigung durchgeführt. In den meisten Fällen ist die Endometriose jedoch im Bauchraum lokalisiert und nur durch eine Bauchspiegelung (Laparoskopie = Pelviskopie) oder über einen Bauchschnitt darstellbar.

Die häufigsten Indikationen zu einer Operation sind Schmerzen und Unfruchtbarkeit bzw. Funktionsstörungen der Organe. Diese Schmerzen werden durch anatomische Veränderungen und Funktionsstörungen der Organe verursacht:

- zunehmende Schmerzen während der Periodenblutung (auch unmittelbar vor und nach der Menstruation)
- Schmerzen beim Geschlechtsverkehr

- periodenabhängige Störungen der Darmfunktion (Diarrhoe etc.)
- periodenabhängige Schmerzen bei der Stuhlentleerung
- periodenabhängige Schmerzen beim Wasserlassen
- periodenabhängige Schmerzen in der Nabelgrube, im Zwerchfellbereich, in der Leistenregion oder in anderen Körperregionen

Durch die Endometriose zeigen die betroffenen Organe meistens Veränderungen an ihrer Struktur, Größe und Funktion. Organveränderungen, wie druckschmerzhaftes Gewebe (Knoten), treten im Bereich hinter und neben der Gebärmutter, in der Scheide, zwischen Scheide und Darm, zwischen Scheide und Blase, in der Gebärmutterwand etc. auf.

Auffällige Strukturveränderungen im sonografischen Bild zeigen:

- Endometriosezysten an den Eierstöcken (Ovarialendometriose)
- unruhiges Echomuster in der Gebärmuttermuskulatur (Adenomyosis = interne Endometriose)
- geplanter (erweiterter) Harnleiter oder Nierenbecken
- Verdickung der Darmwand
- Einengung des Darmes (rektale Untersuchung)
- Unregelmäßigkeiten der Darmschleimhaut, die entweder durch eine gynäkologische Untersuchung (Palpation), Ultraschalluntersuchung oder durch eine Röntgenaufnahme (CT, MRT) nachgewiesen werden können

Frauen mit unerfülltem Kinderwunsch haben häufig Endometriose. Die Endometriose stört die Funktion von Eierstock, Eileiter und Gebärmutter und verhindert somit eine Schwangerschaft. Entzündungen gehen mit freigesetzten chemischen Substanzen und Makrophagen (Fresszellen) einher und unterdrücken den Eisprung, beeinflussen den Eitransport und das Einnisten (Nidation) der befruchteten Eizelle in die Gebärmutter.

Daneben werden durch die Entzündungsprozesse die Organstrukturen beeinträchtigt und verändert, was zu Verklebungen zwischen den Beckenorganen (Verwachsungen, Adhäsionen) führt, die die Organgrenzen und -funktionen teilweise oder ganz aufheben (Foto 6 – S. 71).

Wird die Diagnose Endometriose durch eine Bauchspiegelung gestellt, muss über das weitere Vorgehen entschieden werden.

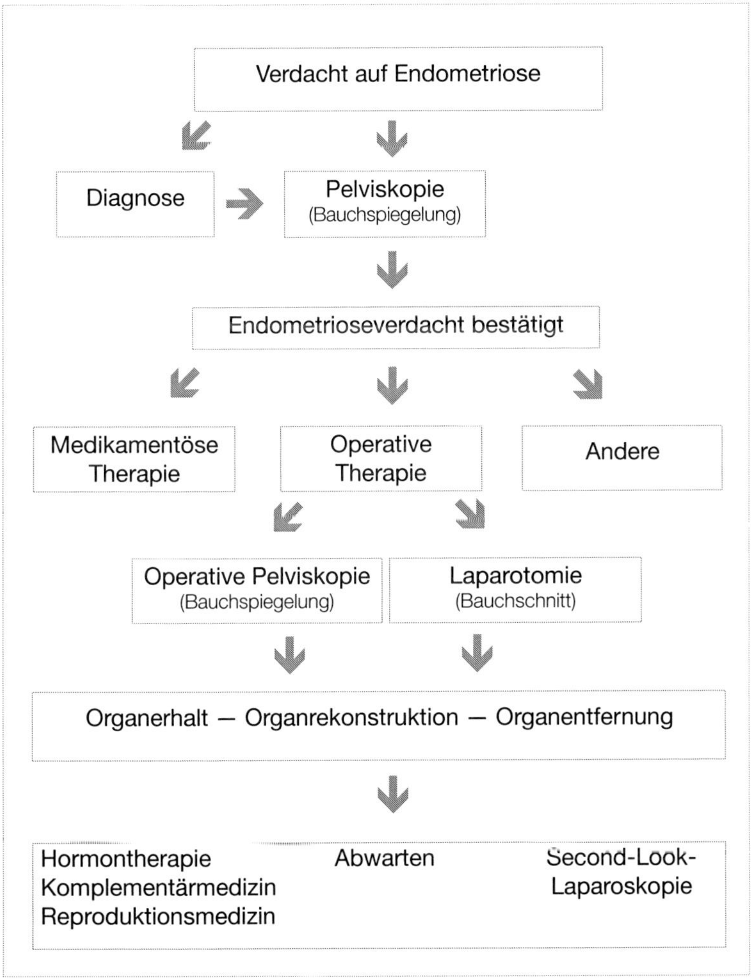

Die Operationsmethoden und ihre Vor- und Nachteile

- Bauchspiegelung (Laparoskopie, Pelviskopie)
- Gebärmutterspiegelung (Hysteroskopie)
- Bauchschnitt (Laparotomie)
- Operationen von der Scheide aus (vaginale Operationen)
- Second-Look-Laparoskopie

Bauchspiegelung (Laparoskopie, Pelviskopie)

Sie ist die Standardoperation bei Verdacht auf Endometriose. Bei diesem Eingriff wird der Bauchraum über ein optisches System (Bauchspiegel = Laparoskop) dem Auge zugänglich gemacht. Die inneren weiblichen Geschlechtsorgane in der Bauchhöhle (Becken) können dabei umfassend beurteilt werden (Abb. 1).

Der Bauchraum ist durch Darmschlingen ausgefüllt und stellt eigentlich keine Höhle dar. Erst durch CO_2-Gas, das in den Bauchraum eingebracht wird und die Bauchdecke anhebt (aufblasen = insufflieren), bildet sich eine Höhle, die dann mit dem Laparoskop (Bauchspiegel) beurteilt werden kann. Da der Reiz und der erhöhte Druck des Gases oft als unangenehm empfunden werden, wird dieser Eingriff eher in Vollnarkose vorgenommen.

Das Endoskop ist ein starres Rohr, in das Linsensysteme und eine Lichtquelle integriert sind. Das Instrument ist zwischen drei und zehn Millimeter dünn und gelangt über eine entsprechende Metallhülse in die Bauchhöhle. Diese Hülse (Trokar) wird über einen kleinen Hautschnitt in der Nabelgrube durch die Bauchdecke in die Bauchhöhle eingeführt. Das Endoskop kann an eine Videokamera angeschlossen werden, sodass eine Foto- und Videodokumentation möglich ist.

Als sehr vorteilhaft erweist sich der Vergrößerungseffekt der optischen Systeme, wodurch entlegene Ecken des Bauchraumes genau ausgeleuchtet und beurteilt werden können.

Da die inneren Geschlechtsorgane relativ weit in der Tiefe des Beckens zwischen den Darmschlingen »versteckt« liegen, sind zusätzliche Instrumenten nötigt. Diese Zusatzinstrumente werden ebenfalls über drei bis fünf Millimeter dünne Röhrchen in die Bauchhöhle eingebracht. Bleibt es bei einem diagnostischen Eingriff, reicht meist ein Zusatzinstrument, knapp an der Schamhaargrenze platziert. Bei unübersichtlichen Verhältnissen oder wenn die Organe stark verändert sind (Verwachsungen, Zysten etc.), werden bis zu drei Zusatzinstrumente erforderlich. Daneben ist die individuelle Operationstechnik des Operateurs für die Wahl der Instrumente mitentscheidend.

Um die Gebärmutter und die angrenzenden Strukturen besser darstellen zu können, wird ein durch die Scheide eingeführter und an der Gebärmutter fixierter Manipulator benutzt. Damit kann ein Farbstoff in die Gebärmutterhöhle eingespritzt werden, um den Durchtritt durch die Eileiter beobachten zu können (Nachweis der Durchlässigkeit der Eileiter).

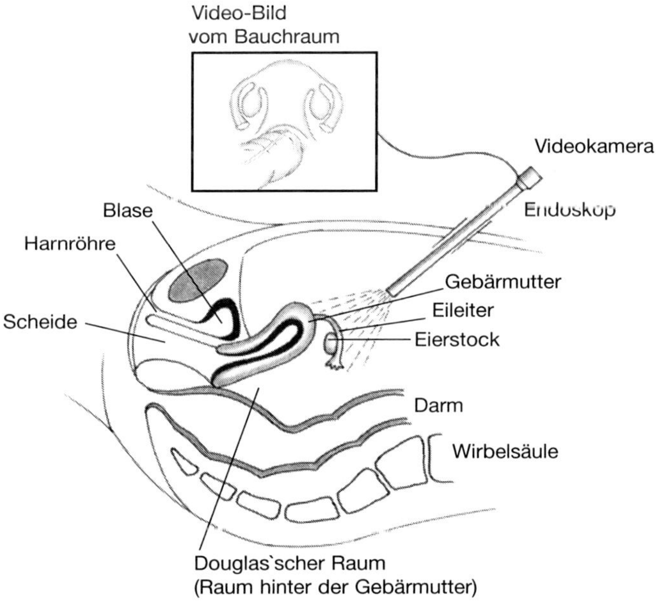

Abb. 1: Laparoskopie der Bauchorgane

Vorteile

- kleine Schnitte (minimalinvasive Methode)
- exakte Exploration (Inspektion) der Bauchhöhle
- durch den Vergrößerungseffekt der Optik sind auch feine Strukturen leichter zu präparieren
- schnellere Rekonvaleszenz
- kürzerer Krankenhausaufenthalt
- bei entsprechender Erfahrung des Operateurs sind auch ausgedehnte Operationen möglich
- reproduzierbarer Eingriff, d. h., der Eingriff kann bei Wiederkehrender Erkrankung leichter wiederholt werden

Nachteile

- Zugangsweg zu den krankhaften Befunden bzw. Organen ist sehr begrenzt
- spezielle Operationstechnik und Instrumente sind erforderlich
- der taktile Sinn (Tastsinn) des Operateurs ist nicht direkt einsetzbar, d. h., Gewebestrukturen können nicht direkt abgetastet werden
- größere Eingriffe sind eher speziellen Zentren vorbehalten

Gebärmutterspiegelung (Hysteroskopie)

Im Rahmen der endoskopischen Operation ist bei Patientinnen mit Kinderwunsch zusätzlich eine Hysteroskopie (Spiegelung der Gebärmutterhöhle) erforderlich. Ein starres Endoskop (3 Millimeter im Durchmesser) wird durch die Scheide in den Gebärmutterhals(-kanal) geschoben, sodass kein Schnitt gemacht werden muss.

Durch das gleichzeitige Spülen mit einer Kochsalzlösung oder das Einblasen von CO_2-Gas entfaltet sich die Gebärmutterhöhle, und mit der beweglichen Optik können nun die gesamte Gebärmutterhöhle (Form, Schleimhautfehlbildungen etc.) sowie die Eileiterabgänge begutachtet werden.

Bauchschnitt (Laparotomie)

Der Bauchschnitt ist das klassische Verfahren, um Organe im Bauchraum beurteilen und behandeln zu können, wobei er zu rein diagnostischen Zwecken eher selten angewandt wird, da die endoskopischen Verfahren diese Operation weitgehend abgelöst haben.

Liegt jedoch aufgrund vorausgegangener Untersuchungen mit größter Wahrscheinlichkeit ein für die minimalinvasive Chirurgie ungeeigneter Befund vor oder hat sich die Patientin für eine organentfernende Operation entschieden, so kann dieses Verfahren auch als erster Schritt zur Diagnostik und Therapie angewandt werden. Meist folgt deshalb der Bauchschnitt unmittelbar auf eine Bauchspiegelung in gleicher Narkose.

Die Art des Bauchschnittes ist vom Ausmaß des Befundes, der Einstellung des Operateurs und natürlich auch von der Art vorausgegangener Operationen abhängig. Der klassische Zugangsweg ist dabei der Bikini-Schnitt, ein Hautschnitt, der knapp oberhalb der Schamhaargrenze quer verläuft. Das Durchtrennen der weiteren Schichten der Bauchdecke unter der Haut erfolgt in Längsrichtung. Deshalb können auch beim Bikini-Schnitt nach der Operation Schmerzen bis hin zur Nabelhöhe auftreten.

Ein Hautschnitt in Längsrichtung ist meistens bei ausgedehnten Befunden (Darmbeteiligung etc.) oder bei einer bereits vorliegenden Längsschnittnarbe nötig. Insgesamt muss nach einem Bauchschnitt mit ausgeprägteren Schmerzen und einer verlängerten Rekonvaleszenz gerechnet werden.

Vorteile

- klassische Operationstechniken sind einsetzbar
- genaues Abtasten der Organe (taktiler Sinn) ist möglich
- radikale Operationen und Organentfernung sind leichter durchführbar

Nachteile

- große Verletzung der Bauchdecke (Trauma)
- erhöhte Nachblutungs- und Infektionsgefahr

- erhöhtes Trauma am inneren Genitale (Austrocknung und Verletzung des Bauchfells)
- erhöhtes Risiko von Verwachsungsbildung
- ungünstig für Mehrfacheingriffe
- verlängerter Krankenhausaufenthalt

Bauchschnitt versus Bauchspiegelung

Zweifelsfrei ist die Bauchspiegelung (Laparoskopie) das grundsätzlich klassische Verfahren, wenn eine Verdachtsdiagnose Endometriose abzuklären ist. Bei der Entscheidung, ob ein Bauchschnitt (Laparotomie) oder eine Bauchspiegelung nötig ist, sind aber verschiedene, teilweise sehr individuelle Parameter zu berücksichtigen. Denn die Wahl des korrekten Zugangsweges bei einer chirurgischen Therapie ist sowohl vom Ausmaß des Befundes als auch von der individuellen Ausbildung und Erfahrung des Operateurs abhängig.

Da die Endometriose in vielen Fällen einen chronischen Charakter hat, kann trotz gründlichster Operation und einer gegebenenfalls anschließenden hormonellen Therapie die Erkrankung wieder auftreten. Wird dann ein erneuter Eingriff notwendig, hat sich gezeigt, dass mit der minimalinvasiven Chirurgie einer Bauchspiegelung (Laparoskopie) gleichwertige Ergebnisse hinsichtlich Schmerzfreiheit und Schwangerschaftsraten erzielt werden wie mit dem Bauchschnitt. Gleichzeitig sind die Komplikationsraten und postoperativen Folgen, wie Verwachsungen und Narbenschmerzen, deutlich geringer, auch wird eine schnellere Rekonvaleszenz erzielt.

Operationen von der Scheide aus (vaginale Operationen)

Kleinere Endometrioseherde, die in der Scheide sichtbar sind oder sich hinter der Gebärmutter ausdehnen, werden gelegentlich rein vaginal (durch die Scheide) operativ entfernt, was von den Patientinnen als sehr vorteilhaft empfunden wird, da an der Bauchdecke kein Schnitt erforderlich ist. Allerdings können bei diesem Zugangsweg

Endometrioseherde, die im Becken weiter oben oder weiter seitlich liegen, unentdeckt bleiben.

Second-Look-Laparoskopie

Eine erneute Bauchspiegelung (second look) kann aus verschiedenen Gründen nach einem operativen Eingriff, unabhängig ob Bauchschnitt oder Bauchspiegelung, erforderlich werden.
Gelingt es nicht, beim ersten Eingriff alle Herde zu beseitigen, empfiehlt sich eine medikamentöse Nachbehandlung. Dabei werden die verbliebenen Endometrioseherde inaktiviert und verkleinert.

Die Second-Look-Laparoskopie dient dann zur vollständigen Entfernung der Restherde. Hierbei sollten nach Beendigung der medikamentösen Therapie ein bis zwei normale Zyklen abgewartet werden, um erneute bzw. noch aktive Restendometrioseherde besser identifizieren zu können.

Dieses Drei-Phasen-Konzept (Laparoskopie – Hormontherapie – Laparoskopie) unterliegt jedoch der individuellen Entscheidung eines jeden Operateurs. Ziel sollte jedoch immer sein, bereits bei der ersten Operation nahezu alle Endometrioseherde chirurgisch zu entfernen.

Die zweite Indikation für eine Second-Look-Laparoskopie dient dazu, die Organfunktion von Eileiter und Eierstöcken bei bestehendem Kinderwunsch zu verbessern. Denn sowohl die Endometrioseherde selbst als auch die Verwachsungen zwischen den Organen, die aufgrund des chirurgischen Eingriffs entstehen, können die Funktion von Eileiter und Eierstock stark beeinträchtigen. Bei ausgedehnten Endometrioseoperationen kann durch eine frühe Second-Look-Laparoskopie die Eileiterfunktion verbessert werden, indem die Verwachsungen bzw. Verklebungen zwischen Eileiter und Nachbarorganen gelöst werden.

Der Zeitpunkt einer Second-Look-Laparoskopie liegt zwischen zwei und zehn Wochen nach dem Ersteingriff.

Die chirurgischen Methoden zur Therapie

- Excision (Herausschneiden) mit Schere, mit elektrischer Nadel oder CO_2-Laser
- Denaturieren (Zerstören) des Gewebes durch Erhitzen mit Hochfrequenzstrom oder Lasersystemen (Koagulation)
- Vaporisation (Verdampfen) mit dem CO_2-Laser

Herausschneiden (Excision) mit der Schere, einer elektrischen Nadel oder dem CO_2-Laser (Abb. 2 – S. 65)

Beim Herausschneiden von Endometrioseherden ist eine feingewebliche Begutachtung der Gewebeproben (Histologie) möglich. Außerdem kann bei diesem Verfahren das Ausmaß der Erkrankung gut beurteilt werden, insbesondere Befunde, die sich in die Tiefe der Organe und Beckenstrukturen erstrecken. Bei der Anwendung der Schere oder sehr feiner chirurgischer Elektronadeln ist die Schädigung von gesundem Nachbargewebe gering, was meist eine sehr schnelle Abheilung und nur geringfügige Gewebereaktionen nach der Operation bedingt.

Erhitzen (Koagulation) mit Hochfrequenzstrom oder Lasersystemen (Abb. 3 – S. 65)

Die Zerstörung des Gewebes mit Wärme ist wohl die am meisten verbreitete Operationstechnik. Durch Anwendung eines speziellen Elektrogerätes wird das von den Operationsinstrumenten gefasste Gewebe erhitzt (Koagulation) und denaturiert. Dabei werden die Endometriosezellen zerstört. Das zerstörte Gewebe wird anschließend vom Körper langsam abgebaut (Wundheilung). Die Wirkung dieser Instrumente kann durch die Verfärbung des Gewebes (weiß werden, Dampfentwicklung etc.) während des Koagulationsvorganges kontrolliert werden. Damit lassen sich kleine Endometrioseherde relativ einfach und schnell therapieren. Das Risiko einer Blutung ist sehr gering.

Nachteile

- Die Methode ist bei sehr ausgedehnten Befunden unzureichend.
- Es ist keine sichere Kontrolle möglich, ob sich die Erhitzung (Koagulationswirkung) nicht auf benachbarte oder darunterliegende Organe bzw. gesunde Organteile ausdehnt. Damit besteht eine erhöhte Gefahr, dass Organe unbemerkt beschädigt werden.

Verdampfen (Vaporisation) mit dem CO_2-Laser (Abb. 4 – S. 66)

Die Anwendung eines Lasersystems (gebündelter Lichtstrahl mit hoher Energie) ist im Rahmen der Endometriosetherapie insbesondere in den USA und England sehr verbreitet. Bei dieser Methode handelt es sich nicht um eine spezielle Operationstechnik, es wird lediglich ein spezifisches Instrument eingesetzt. Das Laserlicht besitzt die Eigenschaft, krankhafte Befunde ohne Kontakt mit dem Gewebe entfernen zu können.

Einige Operateure bevorzugen dieses Instrument, da es sich insbesondere bei ausgedehnten Befunden und schwerer Endometriose im Beckenbereich als effektives Zusatzinstrument bewährt hat.

Das CO_2-Laserlicht wird dabei von einem speziellen Gerät über einen Spiegelarm, der am Laparoskop befestigt ist (Laserlaparoskopie), in den Bauchraum eingespiegelt. Das gebündelte CO_2-Licht besitzt eine sehr hohe Energie, die beim Auftreffen auf das Gewebe in Wärme umgesetzt wird. Dieses blitzartige Erwärmen des Gewebewassers führt zu einer Verdampfung der bestrahlten Areale, d. h. zur Beseitigung des erkrankten Gewebes.

Das umliegende Gewebe und die Geweberänder werden bei dieser Methode nur geringgradig erwärmt und deshalb kaum geschädigt.

Der CO_2-Laser eignet sich auch sehr gut zum Durchtrennen von Verwachsungen und zum Freilegen von Organoberflächen. Endometrioseherde können damit präzise entfernt und Verwachsungen gelöst werden bei gleichzeitiger Schonung des gesunden Gewebes. Auch das Risiko einer nicht beabsichtigten Verletzung von Nachbarorganen ist bei der Anwendung des Lasers sehr gering.

Nachteile
- Für die Anwendung ist eine spezielle Ausbildung notwendig.
- Die Technologie ist umständlich und mit hohen Kosten verbunden.

Die operativen Maßnahmen nach der Lokalisation der Endometriose

Endometrioseherde können an unterschiedlichen Organen auftreten:

- am Bauchfell (Peritoneum)
- im Douglas'schen Raum hinter der Gebärmutter
- im Bereich der Gebärmutterbänder hinter der Gebärmutter (Ligamenta sacrouterina)
- an der seitlichen Beckenwand neben und hinter den Eierstöcken (Fossa ovarica)
- vor der Gebärmutter (am Blasendach)
- an den Eierstöcken und Eileitern (Ovarien und Tuben)
- in der Scheide (Vagina)
- zwischen Gebärmutter, Scheide und Darm (Septum rectovaginale)
- in der Gebärmutterwand (Adenomyosis)
- in der Darmwand
- in der Blasenwand oder am Harnleiter (Ureter)
- andere Lokalisationen

Am Bauchfell – Peritoneum (Foto 3 – S. 70)

Der gesamte Bauchraum ist mit dem Bauchfell (Peritoneum) ausgekleidet, das alle Bauchorgane überzieht. Die Endometriose ist häufig auf diesem Bauchfell, insbesondere im Beckenbereich, lokalisiert und diffus ausgebreitet. Die Herde können mikroskopisch klein, großflächig oder auch derb sein. Diese Bauchfellherde können herausgeschnitten (excidiert) oder erhitzt (koaguliert) werden.

Für eine exakte Diagnose sollte mindestens eine Gewebeprobe entnommen und histologisch begutachtet werden. Nicht selten erstrecken sich diese Herde von der Bauchfelloberfläche bis in die Tiefe der Organe oder bis zur Beckenwand. Hier ist das Herausschneiden (Excision) meistens sinnvoller als die chirurgische Entfernung mittels thermischer Verfahren (Verdampfen und Erhitzen).

Die wichtigsten Lokalisationen am Bauchfell (Abb. 5 – S. 66)

- Im Douglas'schen Raum hinter der Gebärmutter

Sehr häufig finden sich direkt hinter der Gebärmutter im Douglas'schen Raum (am tiefsten Punkt der Bauchhöhle) flächig ausgedehnte Endometrioseherde, wobei die dort lokalisierten Gebärmutterbänder meist mitbetroffen sind (Foto 7 – S. 72). Die typischen Symptome sind der ausgeprägte Periodenschmerz, Schmerzen beim Geschlechtsverkehr und deutliche Schmerzen in diesem Bereich bei der gynäkologischen Untersuchung. Aufgrund einer starken Vernarbung des Gewebes und der Nähe zu Nervenfasern kann jegliche Dehnung und Berührung schmerzhaft sein. Die mitbetroffenen Gebärmutterbänder sind unelastisch und verursachen Beschwerden beim Geschlechtsverkehr und bei Darm- und Gebärmutterbewegungen.

Die Herde können koaguliert oder herausgeschnitten werden. Anteile der betroffenen Bänder sollten mitentfernt werden, da hier die Endometriose erfahrungsgemäß nicht nur an der Oberfläche, sondern auch in der Tiefe, dem Auge nicht zugänglich, lokalisiert ist. Diese Herde sind oft nur die Spitze des Eisberges, d. h., der schmerzverursachende Befund ist in der Tiefe angesiedelt (s. *Endometriose hinter der Gebärmutter und im Septum rectovaginale*).

- Im Bereich der Gebärmutterbänder (Lig. sacrouterina)

Ausgedehnte Endometrioseherde, die sich meist in den Bändern der Gebärmutter bis hin zur Beckenwand erstrecken, können ebenfalls äußerst schmerzhaft sein (Foto 5 – S. 71).

- An der Beckenwand (Foto 11 c – S. 74)

Diese Endometrioseherde sitzen gelegentlich an der Beckenwand auf und irritieren damit die dortigen Nervenfasern. Für das Entfernen dieser Endometrioseherde ist vor allem eine exakte Diagnostik erforderlich, da die Herde bei der normalen Bauchspiegelung meistens nicht zu sehen sind. Gelegentlich ist für das Freilegen ein ausgedehnter Eingriff nötig, der dem Operateur große Erfahrung abverlangt.

Bei einer starken Vernarbung der Bänder besteht das Risiko, dass der Harnleiter bis hin zum Harnstau eingeengt wird, der unerkannt zu einer Nierenschädigung führen kann.

An den Eierstöcken und Eileitern (Ovarien und Tuben)
(Abb. 6 a, 6 b – S. 67)

Sind die Eierstöcke mit Endometrioseherden besetzt, muss unterschieden werden, ob es sich um oberflächliche (Foto 8 – S. 72) oder tiefe Herde (Foto 9 a – S. 73) handelt. Eine Endometriose am Eierstock stört den Eisprung und somit die Fruchtbarkeit. Bei sehr aktiven Endometrioseherden sammelt sich Blut im Eierstock (Endometriosezysten = Schokoladezysten). Diese Zysten, die über zehn Zentimeter groß werden können, drängen das gesunde Ovarialgewebe immer mehr nach außen und führen zu einer starken Funktionsstörung des Organs. Die chirurgische Therapie dieser Endometriosezysten sollte bei entsprechendem Beschwerdebild nicht zu spät durchgeführt werden, da sich sonst kaum gesundes Ovarialgewebe erhalten lässt. Es bestehen drei Möglichkeiten, diese Endometriosezysten zu entfernen:

1. Die Zysten werden im Rahmen einer Laparoskopie (Bauchspiegelung) geöffnet und gespült und die in der Zyste befindlichen Endometrioseherde koaguliert (thermisch zerstört). Dieses Verfahren empfiehlt sich nur bei kleinen Zysten (bis zu 3 Zentimeter Größe), da bei einem größeren Durchmesser das Risiko sehr hoch ist, dass aktive Endometrioseherde unbemerkt zurückgelassen werden. In solchen Fällen kann eine primäre Behandlung mit Hormonen zur Verkleinerung oder Stabilisierung der Zyste sinnvoll sein.

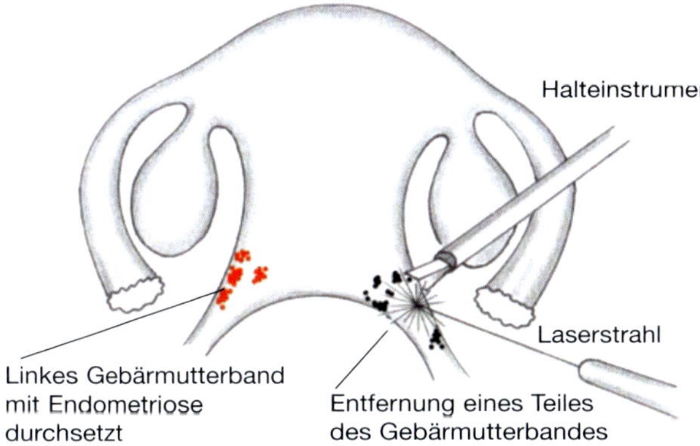

Abb. 2: Herausschneiden des Gebärmutterbandes
Das rechte Ligamentum sacrouterinum (Gebärmutterband) wird mit dem Laserstrahl als Ganzes herausgeschnitten, und damit die darin befindlichen Endometrioseherde entfernt. Das linke Band ist noch nicht therapiert (rote Herde).

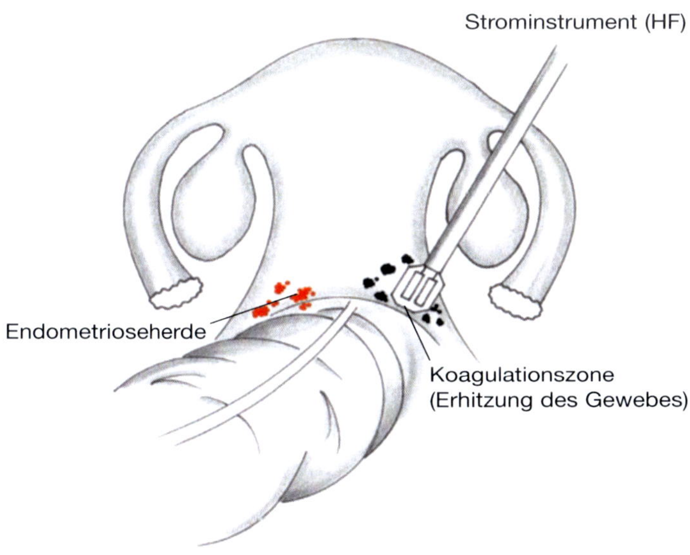

Abb. 3: Koagulation von Endometrioseherden
Eine bei der Laparoskopie eingeführte Koagulationszange wird auf die Endometrioseherde gelegt, durch Stromfluss kommt es zur Erhitzung des berührten Gewebes (Koagulationszone rechts). Am linken Band sind noch nicht therapierte Endometrioseherde dargestellt (rot).

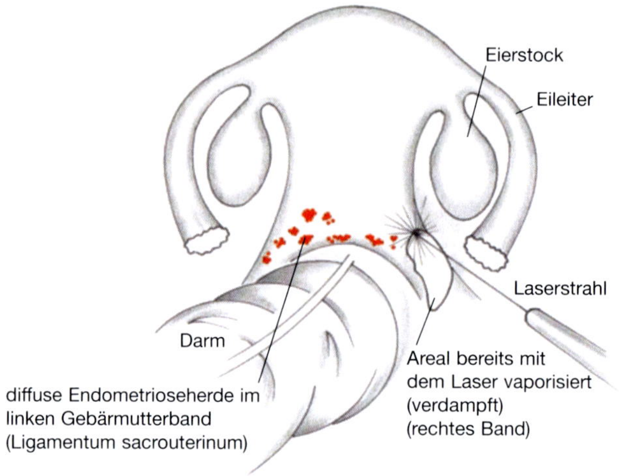

Abb. 4: Endometriosevaporisation
Endometrioseherde werden mit dem Laserstrahl verdampft. Das bereits therapierte Gewebeareal (weiß) befindet sich rechts. Am linken Band sind noch nicht therapierte Endometrioseherde (rot) sichtbar. Der Laserstrahl schont das Nachbargewebe bzw. die zurückbleibenden Gewebestrukturen.

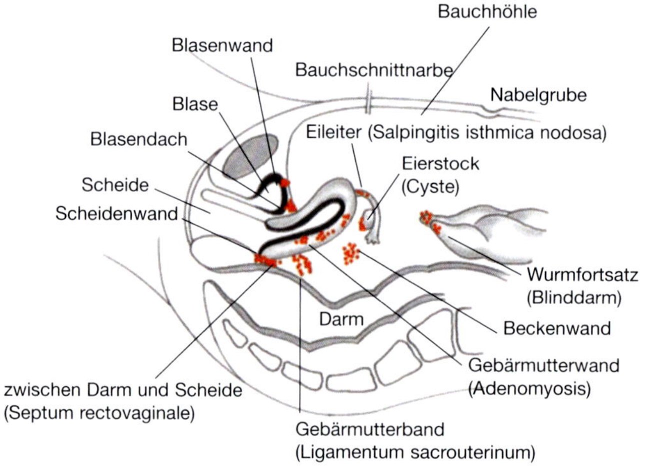

Abb. 5: Häufigste Lokalisationen der Endometriose
Darstellung der insbesondere im kleinen Becken befindlichen Endometrioseherde (rot). Dabei können die Oberfläche der einzelnen Organe, aber auch das Innere der Organe betroffen sein (siehe Eierstock, Gebärmutter, Blasen- und Darmwand).

Abb. 6 a, 6 b:
Endometriosezyste

Der rechte Eierstock ist durch die Endometriose um ein Mehrfaches vergrößert. Aus der Zyste, die mithilfe eines Instruments geöffnet wurde, entleert sich rotbraunschwarze Flüssigkeit in den Bauchraum. Die Zyste selbst ist durch Endometrioseherde bzw. Entzündungsprozesse mit dem rechten Gebärmutterband und der Gebärmutterrückseite verwachsen (gestricheltes Areal). Der linke Eierstock trägt oberflächliche Endometrioseherde (rote Punkte).

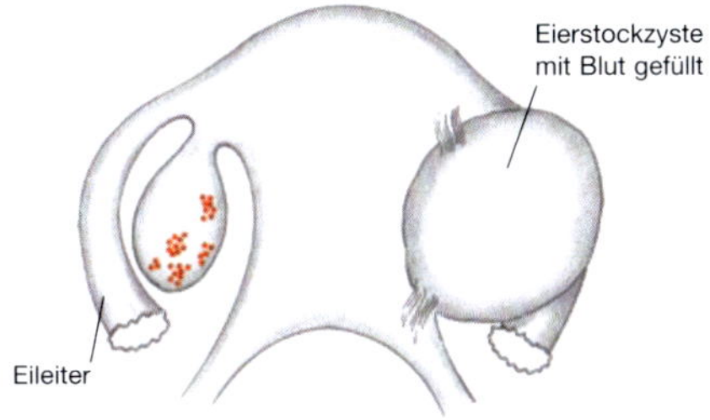

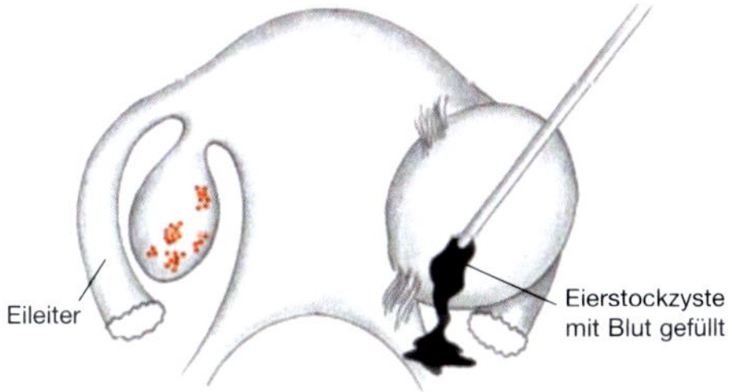

Abb. 7: Entfernung eines Knotens aus dem Septum rectovaginale (zwischen Gebärmutter, Scheide und Darm)

Der große Endometrioseknoten kann hier entweder durch die Scheide oder über den Bauchraum entfernt werden. In vielen Fällen muss dabei ein Stück der Scheidenhaut bzw. der Darmwand mitentfernt werden.

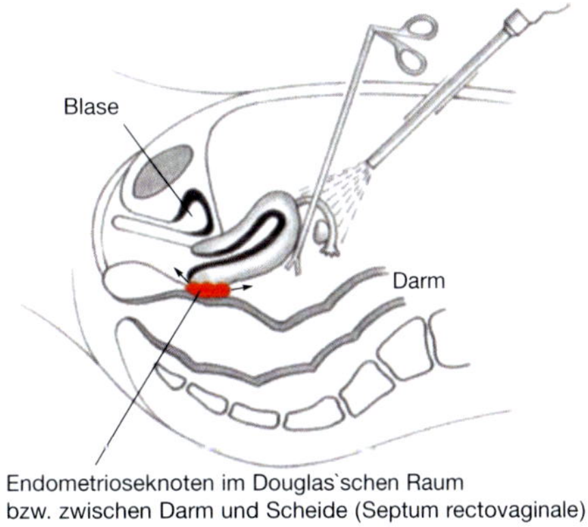

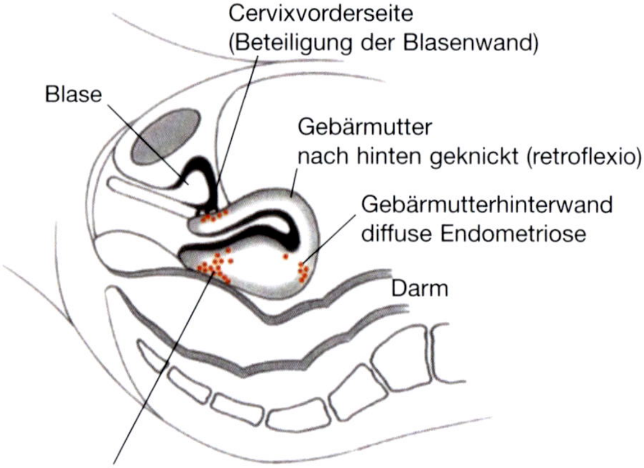

Abb. 8: Endometriose in der Gebärmutterwand (Adenomyosis – Foto 16)
Die Gebärmutterwand, insbesondere auf der Rückseite, ist von einzelnen Endometrioseherden durchsetzt (rote Areale). Dies führt zu einer Verdickung der Gebärmutterwand bzw. -muskulatur. Durch die Endometrioseherde und begleitende Entzündungsprozesse kommt es dann zu Verklebungen mit der Darmwand. Außerdem wird dadurch auch die Gebärmutter nach hinten geknickt und dort fixiert (= Retroflexio).

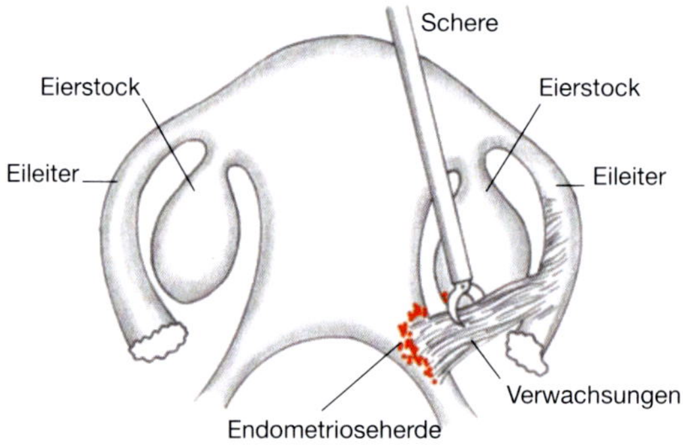

Abb. 9: Lösen von Verwachsungen
Aufgrund von Entzündungsprozessen bestehen auf der rechten Seite Verwachsungen zwischen Eileiter, Eierstock und Gebärmutterband. Dort sind auch Endometrioseherde sichtbar (rot). Mittels einer endoskopischen Schere werden diese Verwachsungen gelöst oder als Ganzes entfernt. Durch das Lösen wird der dahinter versteckte Eierstock wieder sichtbar.

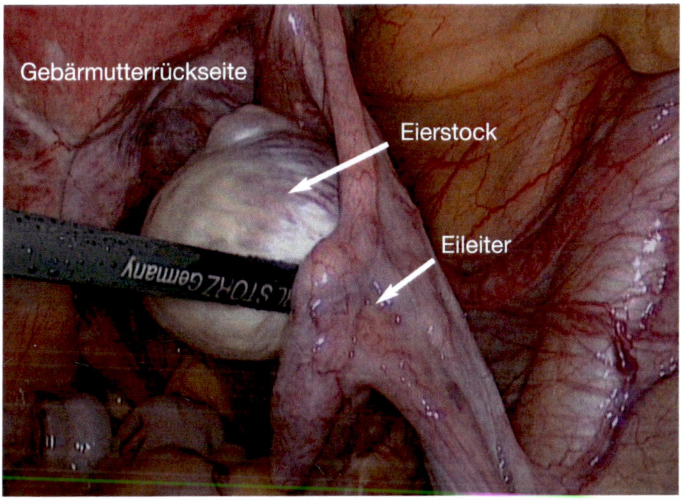

Foto 1: Normaler Eierstock
Darstellung eines normalen Eierstocks und Eileiters. Der Eileiter ist mobil, der Eierstock ist an der Oberfläche vollkommen frei von Verwachsungen.

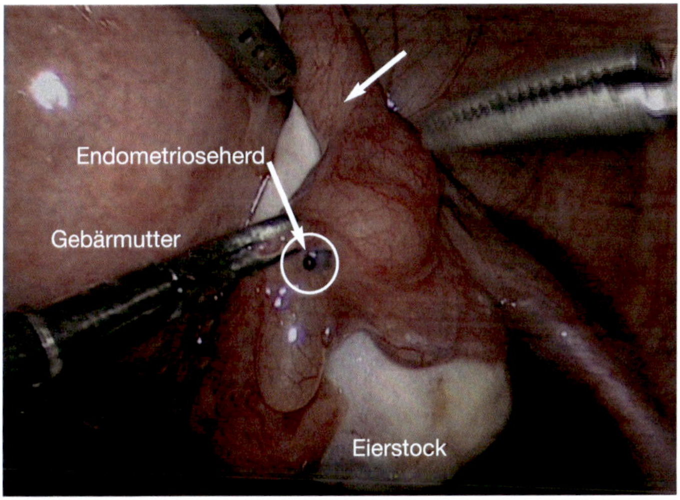

Foto 2: Minimal-Endometriose
Kleiner Endometrioseherd am Fimbrientrichter (Öffnung des Eileiters zum Eierstock hin). Braunschwarz gefärbt, relativ klein.

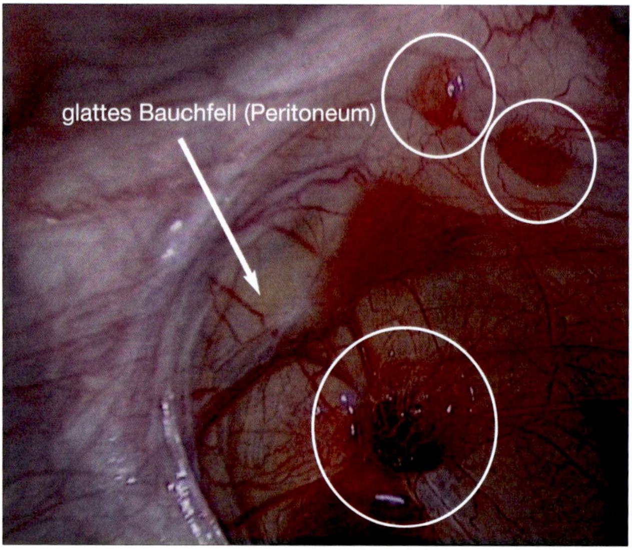

Foto 3: Aktive Endometriose am Bauchfell
Das glatt wirkende, glänzende Bauchfell (Peritoneum) trägt an vielen Stellen rote Endometrioseherde, die mit vielen Blutgefäßen versorgt werden. Dies ist das typische Bild einer sehr aktiven Endometriose, die eine Veränderung der gesamten Bauchfelloberfläche verursacht.

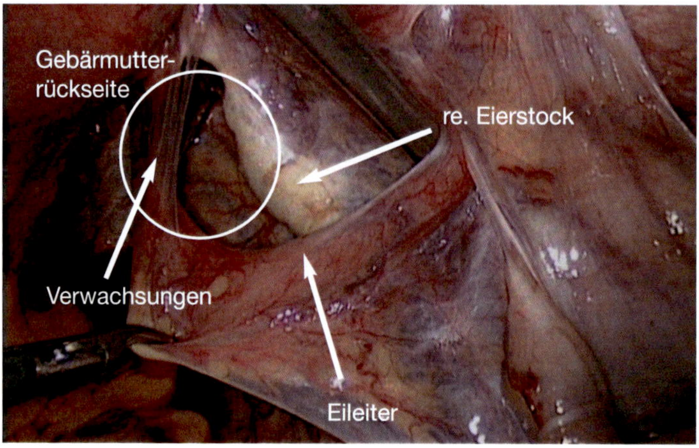

Foto 4: Verwachsungen durch Endometriose am Eileiter
Der rechte Eierstock zeigt Verwachsungen. Der Eileiter ist um den Eierstock herumgekrümmt und am linken Bildrand (siehe Kreis) an der Gebärmutter durch Entzündungsprozesse (endometriosebedingt) fixiert.

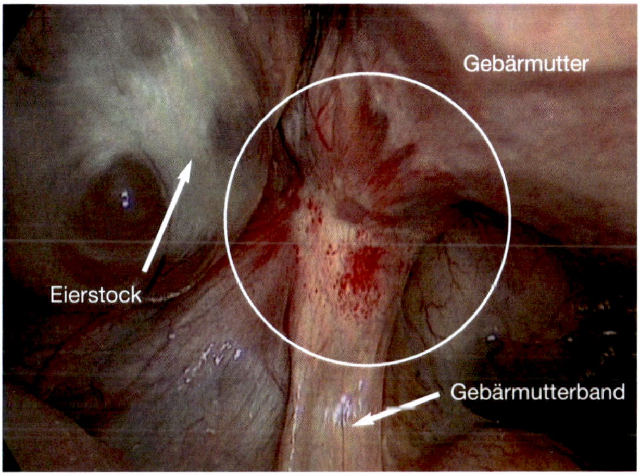

Foto 5: Endometriose im Gebärmutterband
Darstellung einer ausgeprägten Endometriose im Ligamentum sacrouterinum links (Gebärmutterband). Man sieht das von unten nach oben verlaufende Band, das in der Mitte (Kreis) narbig verändert und verdickt ist. In diesem Band verlaufen auch Nerven, die durch die Endometriose stark irritiert werden. Zu erkennen ist auch, dass der Eierstock links an dem Band fixiert ist und die Gebärmutter stark nach hinten gezogen wird.

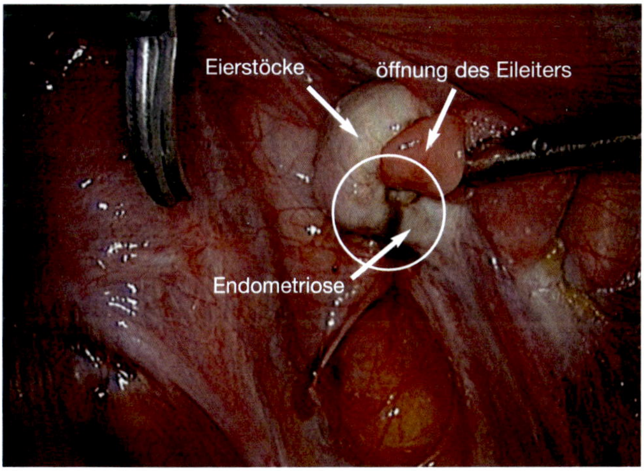

Foto 6: Endometriose am Eierstock mit Verwachsungen
Darstellung eines typischen Endometrioseherdes an der Beckenwand hinter dem Eierstock rechts. Die Endometriose hat Verwachsungen verursacht, die das Hochklappen des Eierstocks verhindern. Meist befindet sich im Eierstock selbst ebenfalls ein Endometrioseherd.

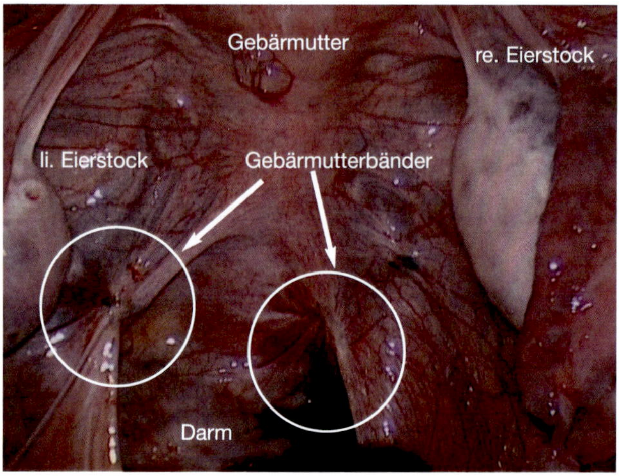

Foto 7: Endometriose an den Gebärmutterbändern (Ligamenta sacrouterina)
Blick in das kleine Becken unter Darstellung der beiden Eierstöcke und der Gebärmutterrückseite. Auffallend ist hier, dass die beiden Gebärmutterbänder (Ligamenta sacrouterina) nach hinten bzw. seitlich deutlich vernarbt sind (siehe Kreise). Diese Herde verursachen starke Schmerzen und lassen sich bei der gynäkologischen Untersuchung meist gut tasten. Diese Form der Endometriose kann auch starke Beschwerden beim Geschlechtsverkehr verursachen. Die Bänder sind unelastisch und druckempfindlich. Die Entfernung des Bandes mit der Endometriose ist sinnvoll.

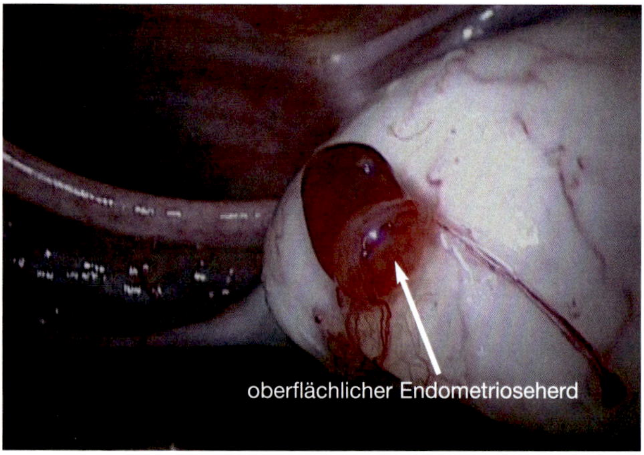

Foto 8: Minimale Endometriose am Eierstock
Der stark vergrößerte Eierstock (weiß) trägt auf der Oberfläche ein bläschenartiges Gebilde, das mit Schleimhaut ausgefüllt ist. Man erkennt auch die kleinen Blutgefäße, die aufgrund des Proliferationsprozesses (Wachstum) neu auftreten.

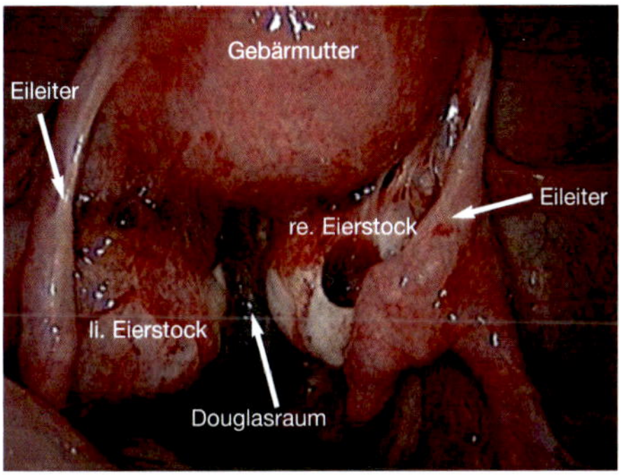

Foto 9 a: Ovarialendometriose (Eierstock) und starke Verwachsungen
Darstellung einer ausgedehnten Eierstockendometriose mit Verwachsungen im Douglas'schen Raum. Die Eierstöcke sind in der Tiefe des Beckens fixiert und deutlich vergrößert. Diese verdecken natürlich auch weitere Herde an der Gebärmutterrückseite bzw. an den Bändern der Gebärmutter.

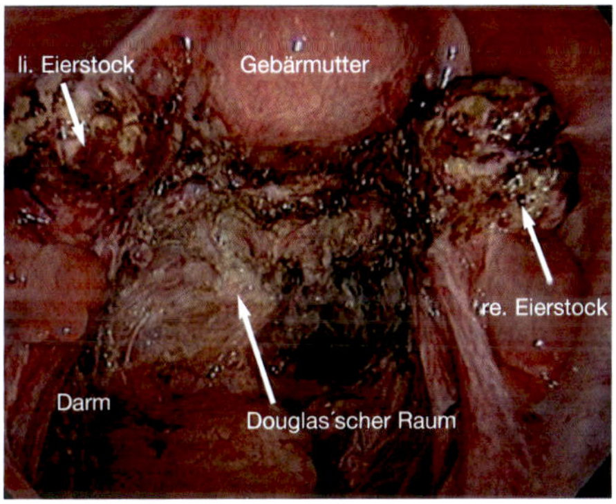

Foto 9 b: Ovarialendometriose (Eierstock) und starke Verwachsungen nach Operation
Hier erkennt man die Situation nach Lösen der Verwachsungen zwischen Eierstöcken und Douglas'schem Raum. Die Eierstöcke wurden durch zwei Nähte seitlich an der Beckenwand fixiert und herausgeklappt (Ovariopexie). Die Gebärmutterrückseite wurde durch diesen Eingriff freigelegt. Die Endometrioseherde können dort vollkommen entfernt werden. Der Darm ist sichtbar, aber von Endometriose nicht betroffen.

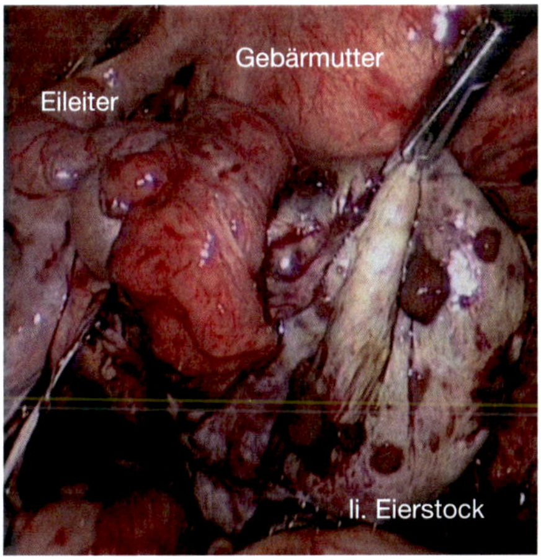

Foto 10: Ausgedehnte Eierstockendometriose
Der gesamte Raum zwischen Gebärmutter und Darm (Douglas'scher Raum) ist durch eine große Endometriosezyste (Endometriom) ausgefüllt. Der Eierstock zeigt an der Oberfläche viele braunschwarze Herde. Der Eileiter wirkt von der Endometriose eher nicht betroffen. Hierbei erkennt man, dass die Endometriose den gesamten Eierstock eingenommen hat. Eine organerhaltende Operation wird hier immer ein Kompromiss sein.

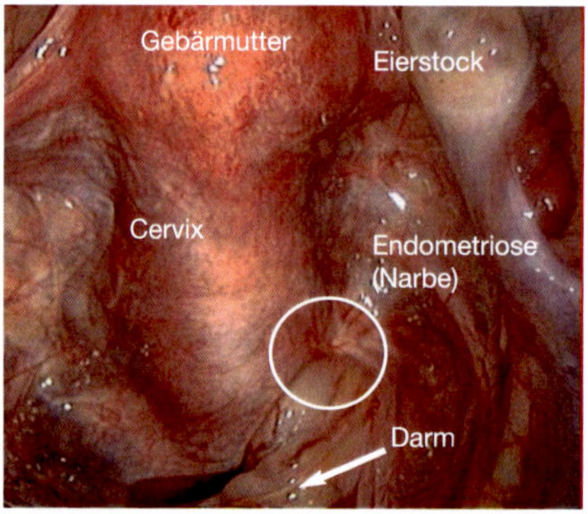

Foto 11 a: Unauffällige Gebärmutter und Eierstöcke bei tief infiltrierender Endometriose
Die Gebärmutter und der Gebärmutterhals wirken vollkommen unauffällig, ebenso die Eierstöcke, die rechts und links durch eine Naht an der Beckenwand fixiert wurden. In der Tiefe des Beckens erkennt man zwischen Darm und Cervix (Gebärmutterhals) eine narbige Einziehung (siehe Kreis). Diese Narbe repräsentiert die Spitze des Eisberges. Darunter verbirgt sich eine tief infiltrierende Endometriose (siehe Foto 11 b und 11 c).

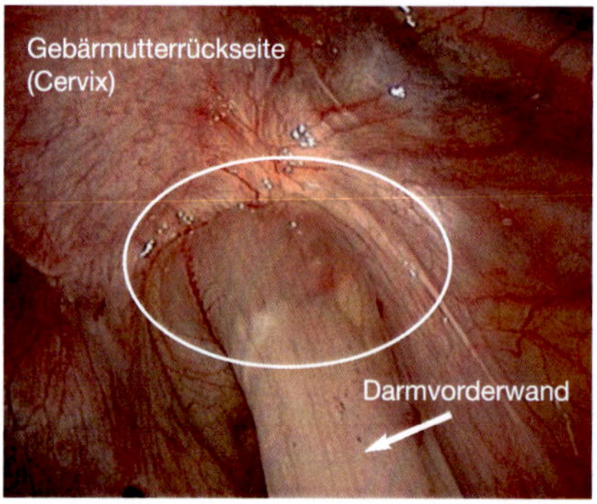

Foto 11 b: Unauffällige Gebärmutter und Eierstöcke bei tief infiltrierender Endometriose
Vergrößerte Aufnahme aus dem vorherigen Bild. Es zeigt sich eine narbige Verbindung zwischen der Darmvorderwand und der Gebärmutterrückseite.

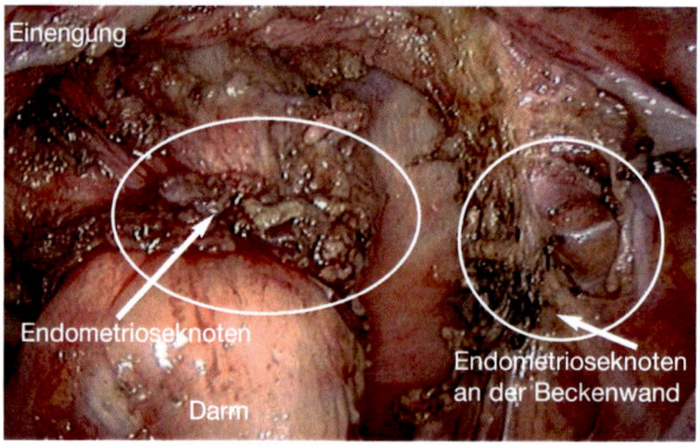

Foto 11 c: Unauffällige Gebärmutter und Eierstöcke bei tief infiltrierender Endometriose
Nach Freilegen dieses Befundes erkennt man in der Mitte den Darm, der durch einen Endometrioseknoten eingeengt wird. Dieser Knoten wurde von der Beckenwand rechts losgelöst. Es handelt sich dabei um eine tief infiltrierende Endometriose unter Beteiligung der Darm- und Beckenwand. Dieser Befund kann nur durch Freilegen der Strukturen außerhalb der Bauchhöhle (extraperitoneal) dargestellt werden. Durch eine einfache diagnostische Bauchspiegelung wäre dieser Befund nicht darstellbar.

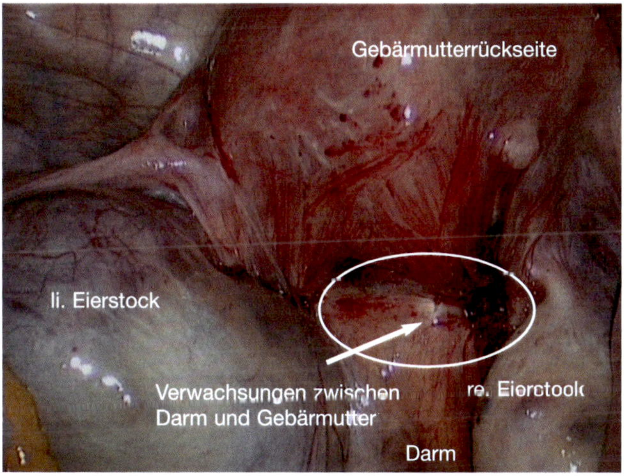

Foto 12: Verklebung des Douglas'schen Raumes bei ausgeprägter Endometriose der Eierstöcke und Douglas (Douglasobliteration)
Die Gebärmutter und der Darm sind zusammengewachsen. Der linke Eierstock ist deutlich vergrößert und ebenfalls wie der rechte Eierstock am Darm und an der Gebärmutter fixiert. Im Kreis erkennt man Verwachsungen, die auch die Gebärmutter in der Mobilität deutlich einschränken.

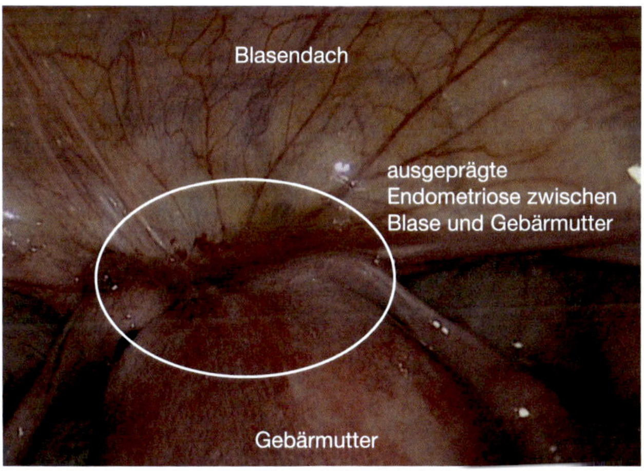

Foto 13: Blasenwandendometriose und Adenomyose
Darstellung einer ausgeprägten Endometriose zwischen Gebärmutter und Blasendach. Die beiden Eileiter sind in der Mitte des Bildes zu erkennen und sehr knapp approximiert, d. h., die Endometriose führt zu einer Verkürzung des Gewebes und damit auch zu einer starken Vernarbung.

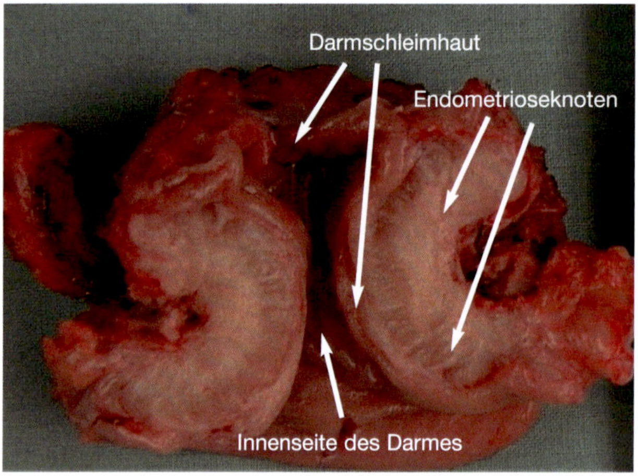

Foto 14: Darmendometrioseherd nach Entfernung
Ein ca. acht Zentimeter langes Darmstück wurde im Rahmen einer operativen Laparoskopie entfernt. Der Darm wurde längs eröffnet (Bildmitte). Durch die Eröffnung des Darmes erkennt man nun einen derben Knoten, der die gesamte Darmwand durchdringt (weißes Gewebe, siehe Pfeile). Die Darmschleimhaut über dem Knoten ist vollkommen unauffällig. Das Darmlumen (Öffnung) ist durch den Knoten eingeengt. Hierbei wird verständlich, warum im Rahmen einer Coloskopie (Spiegelung des Darmlumens) der Knoten nicht gesehen werden kann. Er wird durch die Schleimhaut vollkommen abgedeckt.

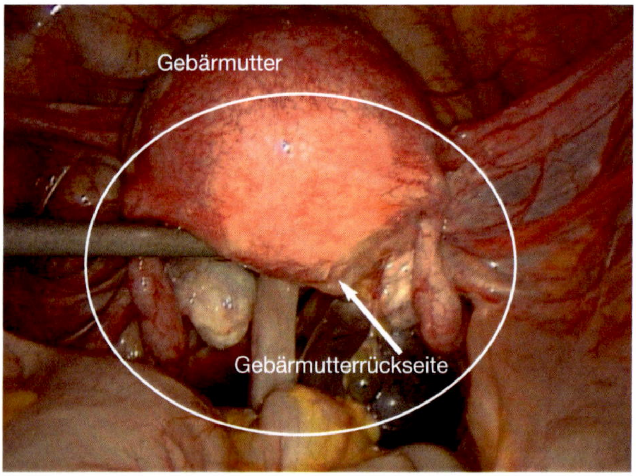

Foto 15 a: Adenomyosis uteri (innere Endometriose)
Darstellung einer ausgeprägten Adenomyosis uteri (innere Endometriose). Die Gebärmutterhinterwand ist im Douglas mit dem Darm verklebt und lässt sich nicht aufrichten.

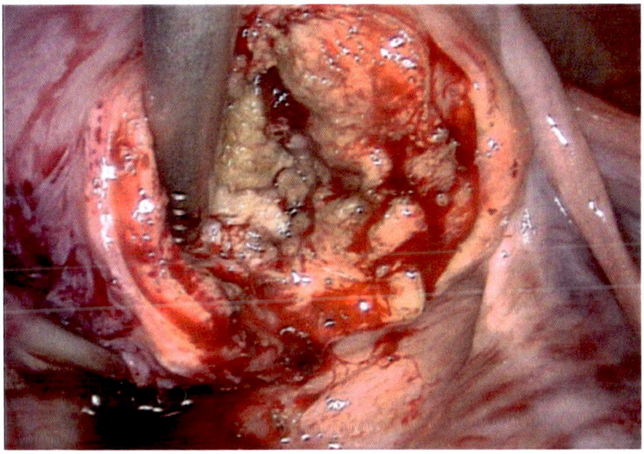

Foto 15 b: Adenomyosis uteri (innere Endometriose)
Die Gebärmutter wurde an der Rückseite eröffnet, und es zeigt sich eine ausgeprägte innere Endometriose. Die Muskulatur ist derb bzw. inhomogen.

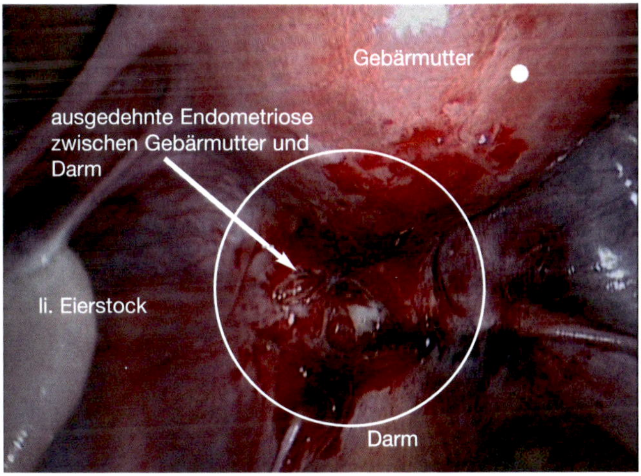

Foto 16: Tief infiltrierende Endometriose mit Beteiligung der Gebärmutter (Adenomyose) und der Darmwand
Auf der Gebärmutterrückseite erkennt man eine große flächenartige Ausdehnung der Endometriose. Bei der Operation fiel auf, dass die Gebärmutter selbst von Endometriose durchsetzt ist. Das Gewebe zwischen Darm und Gebärmutter ist von Endometriose befallen. Während der Operation musste der Darm freigelegt und ein Stück mit entfernt werden, da die Endometriose die Darmwand vollkommen durchdrungen hatte. Dies ist das typische Bild einer Douglasendometriose bei vorliegender Adenomyose (Endometriose der Gebärmuttermuskulatur).

2. Die Zysten können auch als Ganzes ausgeschält, und der zurückbleibende gesunde Teil des Eierstockgewebes (Restovar) kann durch Nähte wieder neu formiert werden. Diese Technik wird am häufigsten angewandt, bedeutet jedoch für den Eierstock ein relativ großes Trauma. Die nach diesem Eingriff auftretenden Verwachsungen zwischen Eierstock und Beckenwand können die Fruchtbarkeit (Fertilität) beeinträchtigen. Hier ist gegebenenfalls eine Second-Look-Laparoskopie erforderlich.

3. Ist der Eierstock von Endometrioseherden völlig durchsetzt und gesundes Gewebe nicht mehr sinnvoll zu erhalten, muss der Eierstock als Ganzes entfernt werden. Dies ist meist auf endoskopischem Weg durchführbar.

- Verwachsungen bei Eierstockzysten (Foto 9 a, 9 b – S. 73)

Endometrioseherde zwischen dem Eierstock und der Beckenwand verursachen Verklebungen/Verwachsungen (Adhäsionen) zwischen den Organoberflächen (z. B. Eierstock, Eileiter, Beckenwand, Gebärmutter und Darm). Diese Verwachsungen repräsentieren eine Entzündungsreaktion, aber auch das Vorhandensein weiterer Endometrioseherde auf den Oberflächen der Organe.

Die operative Therapie der Eierstockendometriose beinhaltet somit auch, dass diese Verwachsungen gelöst werden, was gelegentlich schwierig und riskant sein kann. Ein bloßes Absaugen der Zyste (Drainage) ist deshalb meistens unzureichend. Neben der Zystenentfernung (mittels Denaturierung) ist die chirurgische Therapie der übrigen Endometrioseherde, wie im Abschnitt *Endometriose an den Eierstöcken und Eileitern* dargestellt, sinnvoll. Durch die Nähe zu wichtigen Organen, wie Harnleiter, Darm oder Blutgefäßen, kann eine ausgedehnte Operation erforderlich sein.

Durch das Lösen dieser Verwachsungen und das Entfernen aller Endometrioseherde entstehen aber auch große Wundflächen, die wiederum ursächlich zu neuen Verklebungen (Adhäsionen) führen und damit die Fruchtbarkeit zusätzlich einschränken. Die Operation sollte deshalb sehr gewebeschonend durchgeführt werden.

Verschiedene Maßnahmen, wie verwachsungshemmende Substanzen, die in den Bauchraum eingebracht oder auf die Wundflächen gegeben werden, vermindern das Risiko neuer Verwachsungen. Zusätzlich können die Eierstöcke durch Nähte angehoben werden (Ovariopexie). Die dadurch erzielte Distanzierung der Wundflächen verhindert erneute Verklebungen. Sinnvoll kann dabei auch eine erneute Laparoskopie (Second-Look-Laparoskopie) nach zwei bis acht Wochen sein.

Gelegentlich können nach einer radikalen Operation (Entfernung der Eierstöcke) wieder sehr starke Schmerzen im Becken auftreten. Eine der Ursachen ist das Restovarsyndrom. Hier wurde bei der vorausgegangenen Entfernung der Eierstöcke, die insbesondere bei großen Eierstockzysten unvermeidlich sein kann, ein (kleiner) Rest von Ovarialgewebe in einer unübersichtlichen oder stark entzündlich veränderten Struktur übersehen und unbemerkt zurückgelassen. Dieses Restovar kann sich unter Narben und Verwachsungen legen und aufgrund seiner hormonellen Aktivität Endometriosebeschwerden hervorrufen. In diesem Fall muss durch eine erneute Operation das Restovar freigelegt und entfernt werden.

In der Scheide (Vagina)

Die Endometriose, die sich meistens am Ende der Scheide direkt in der Nähe des Muttermundes befindet, kann bei der gynäkologischen Vorsorgeuntersuchung gut entdeckt werden. Meistens ist die gesamte Dicke der Scheidenwand von diesen Herden durchsetzt.

Als Symptome sind hier Zwischenblutungen oder Blutungen nach dem Geschlechtsverkehr typisch.

Entfernt werden diese Herde entweder auf vaginalem Weg (von der Scheide her) oder durch eine Bauchspiegelung. Dabei muss fast immer ein kleines Scheidenhautareal mit herausgeschnitten werden, was in der Regel keine Konsequenz für die Elastizität und Funktion der Scheide hat.

Allerdings zeigt diese oberflächlich angesiedelte Endometriose oft viel tiefer reichende Herde.

Hinter der Gebärmutter und zwischen Scheide und Darm (Septum rectovaginale) (Abb. 7 – S. 67)

Endometrioseherde auf der Rückseite des Gebärmutterhalses können sich auch in den Douglas'schen Raum (tiefster Punkt der Bauchhöhle) bis hin in die Gewebeschicht zwischen Scheide und Enddarmwand erstrecken (Foto 12 – S. 74) und sind meist mit sehr starken Beschwerden während der Periodenblutung und des Geschlechtsverkehrs verbunden. Die Veränderung kann bei der gynäkologischen Untersuchung sehr gut getastet werden. Störungen der Darmfunktion, wie Verstopfung und Durchfall, treten zusätzlich vor, während und nach der Periodenblutung auf, und es kann zu Blutauflagerungen am Stuhl kommen. Eine typische Darmfunktionsstörung sind häufige Blähungen und Aufgedunsenheit des gesamten Bauchraumes.

Bei ausgeprägter Symptomatik oder Zunahme des Befundes werden diese Herde ebenfalls chirurgisch therapiert.

Nach der endoskopischen Beurteilung wird der Knoten meist als Ganzes entfernt. Bei einer entsprechend günstigen Lokalisation gelingt die Entfernung dieses Knotens auch von der Scheide her (vaginale Operation). Parallel sollte eine Bauchspiegelung durchgeführt werden, um sicherzustellen, dass die Endometrioseherde vollständig therapiert werden.

Vor allem bei ausgedehnten Befunden sind das Ausmaß und die Ausdehnung der Endometrioseherde, insbesondere in Richtung Darm (Foto 16 – S. 77), vor der Operation meistens nicht sicher feststellbar, sodass im Vorfeld auch eine mögliche Darmoperation erörtert werden muss. Bei ausgedehnten Befunden sollte deshalb der Darm vor dem operativen Eingriff völlig entleert werden (Einlauf, Darmspülung).

Bei Beteiligung der Darmwand (Foto 14 – S. 76)

Eine Beteiligung der Darmwand (Muskulatur und Schleimhaut) führt neben den bereits beschriebenen Symptomen auch zu einer anatomischen Veränderung des Darmes. Durch Entzündungsprozesse und Narbenbildung wird das Darmlumen (die Darmweite) sehr stark eingeengt. Nur wenn auch dieser Knoten als Ganzes entfernt wird, kann eine Beschwerdefreiheit erreicht werden. Dabei muss die Darmwand geöffnet werden, wobei das erneute Verschließen technisch sehr anspruchsvoll ist. Denn es besteht das erhöhte Risiko einer Nahtinsuffizienz (Undichtigkeit). Die Öffnung der Darmwand muss exakt verschlossen sein, damit das Organ sofort luft- und wasserdicht ist.

Klein dimensionierte Knoten können organschonend herausgeschnitten bzw. mit einem Klammergerät entfernt werden. Das Entfernen des gesamten betroffenen Darmsegments ist bei großen Knoten jedoch im Sinne einer umfassenden Endometriosesanierung meist sicherer als nur die alleinige Knotenentfernung. Dabei wird der Darm aus seinen umgebenden Strukturen gelöst und das betroffene Darmsegment entfernt. Die beiden gesunden Darmstümpfe werden dann wieder miteinander verbunden (genäht, geklammert). Bei der Operation ist auf die Schonung der gesunden Beckenstrukturen, insbesondere der Nervenfasern, zu achten.

Da bei über 25 Prozent der Darmendometriosen mehr als ein Herd vorgefunden wird, ist eine Tastuntersuchung während der Operation hilfreich (Vorteil des Bauchschnittes).

Aber auch die von uns 1996 eingeführte minimalinvasive Technik (laparoskopische Darmresektion) ermöglicht es, den Darm auszutasten. Der losgelöste Darmteil wird dabei durch einen kleinen Bauchschnitt (4 bis 5 Zentimeter direkt über dem Schambein) vor die Bauchdecke gebracht, um ihn dann als Gesamtes abtasten zu können.

Die Darmoperation sollte nur von Spezialisten bzw. in entsprechenden Einrichtungen mit interdisziplinärer Zusammenarbeit vorgenommen werden.

Ergebnisse und Risiken einer Darmoperation

Der Nachweis einer Darmbeteiligung kann gelegentlich schwierig sein, sollte aber möglichst schon vor der Operation geschehen. Denn eine möglichst exakte Diagnostik des Darmherdes und der Symptomatik ermöglicht es, dass die Operation (z. B. Ausmaß des Eingriffes,

Zeitpunkt, Bereitstellung des gesamten Teams etc.) bereits im Vorfeld zu planen. Unsere eigenen Untersuchungen am Landeskrankenhaus Villach an über 350 Patientinnen haben gezeigt, dass mit einer Vaginalsonografie (Ultraschall) sowohl der Befall der Darmwand als auch das Ausmaß der Erkrankung in über 95 Prozent der Fälle vor der Operation nachgewiesen werden können.

Dagegen ist eine Darmspiegelung (Coloskopie) weniger geeignet. Da der Endometrioseherd meist nur die Darmmuskulatur betrifft, ist bei der Endoskopie des Darms eine glatte Schleimhaut zu sehen, aber nicht der darunterliegende Herd. Weitere Verfahren wie die MRT oder Röntgen-Doppelkontrast-Einläufe des Darmes können Hinweise für diese Sonderform der Endometriose geben.

Bei einer ausgeprägten Endometriose sind durch eine Entfernung des betroffenen Darmanteils sowohl eine wesentliche Verbesserung der Lebensqualität als auch eine erhöhte Schwangerschaftsrate zu erwarten. Beobachtet wurden nach dieser Operation eine Rate von 50 bis 60 Prozent bei Spontanschwangerschaften sowie bei künstlicher Befruchtung.

Da wir auch die Schmerzintensität vor und nach der Operation sowie im Verlauf der nachfolgenden Jahre erfasst und untersucht haben, lässt sich über den Effekt dieser Methode Folgendes aussagen: Bei einer tief infiltrierenden Endometriose (in der Tiefe des Beckens) kann die Schmerzintensität um bis zu 90 Prozent gesenkt werden, insbesondere bei ausgedehnten Endometrioseherden in der Tiefe des Beckens inklusive Darm bzw. Bänder der Gebärmutter.

Mögliche Komplikationen bei der Darmoperation: Nach dem Verschließen des Darmes kann eine Wundheilungsstörung auftreten und der Darm undicht sein (meist innerhalb der ersten zehn Tage nach der Operation).

Ist dies der Fall, muss der Darmteil ruhiggestellt werden, beispielsweise durch das Anlegen eines künstlichen Darmausganges. Nach sechs bis 14 Wochen ist das undichte Operationsfeld des Darms verheilt, und der Darm ist somit wieder funktionstüchtig, sodass der künstliche Darmausgang verschlossen werden kann. Manche Operateure legen bei einer ausgedehnten Darmoperation sofort einen künstlichen Darmausgang an, um dieses Risiko zu umgehen. Dies ist insbesondere bei kompliziertem Operationsverlauf sinnvoll. In unserer langjährigen Erfahrung hat sich gezeigt, dass ein künstlicher Darmausgang nur in ca. drei Prozent der Fälle notwendig ist.

Wird in der Tiefe des Beckens (tief infiltrierende Endometriose) eine ausgedehnte Darmoperation durchgeführt, können naheliegende gesunde Gewebestrukturen in Mitleidenschaft gezogen werden. Dabei können feine Nervenfasern im Becken durchtrennt werden und eine Blasenfunktionsstörung nach sich ziehen. Diese Operationen sollten deshalb äußerst gewebe- und organschonend durchgeführt werden.

Als seltene Spätkomplikation nach einer Darmoperation kann eine narbige Verengung des Darmes (Anastomosen-Stenose) auftreten. Diese Verengung lässt sich durch einen Ballon, der mittels Endoskopie in den Darm eingeführt wird, wieder aufdehnen und so beseitigen.

In der Gebärmutterwand oder Eileiterwand

(Abb. 5 – S. 66 und Abb. 8 – S. 68)

Eine Sonderform stellt die innere Endometriose (Endometriosis genitalis interna) dar. Es handelt sich dabei um versprengte Schleimhautareale in der Gebärmuttermuskulatur, gelegentlich auch in der Muskulatur des Eileiters nahe dem Abgang an der Gebärmutterwand (Foto 15 b – S. 77). Diese Veränderungen sind bei der gynäkologischen Untersuchung (Tastbefund, Ultraschall) manchmal schwer darstellbar.

Die Symptome sind ein ausgeprägter Periodenschmerz und starke Blutungsstörungen (zu starke oder zu häufige Blutungen, verlängerte Blutungen, Schmierblutungen). Diese sogenannte Adenomyosis (interne Endometriose) kann in der Gebärmutter sehr diffus verteilt sein oder auch herdförmig vorliegen.

Neben den beschriebenen Symptomen kann sie die Gebärmutterfunktion beim Spermientransport und der Einnistung der Eizelle stark einschränken.

Als Therapie bei einer diffusen Verteilung ist neben einer hormonellen Behandlung (z. B. Pille oder Hormonspirale) nur eine Entfernung der Gebärmutter sinnvoll.

Die Adenomyosis uteri (Endometriose in der Gebärmuttermuskulatur – Foto 15 a, 15 b - S. 76, 77) geht in vielen Fällen auch mit starken Verwachsungen zu den Nachbarorganen einher. Verklebungen zwischen Eierstöcken, Eileitern oder der Darmoberfläche mit der Gebärmutter können eine chirurgische Herausforderung darstellen. Aus diesem Grund kann die Entfernung der Gebärmutter durch die Scheide (vaginale Hysterektomie) ungeeignet sein. Dabei ist der minimalinvasiven Chirurgie mittels laparoskopischem Zugang der Vorzug zu geben, da hier ein Bauchschnitt vermieden wird.

In bestimmten Situationen kann der Eingriff laparoskopisch und vaginal durchgeführt werden. Wenn noch Kinderwunsch besteht, kann versucht werden, die herdförmige Adenomyosis isoliert herauszuschneiden oder zu koagulieren (erhitzen).

Die organerhaltende Operation bei einer Adenomyosis ist durch die fehlenden Gewebsgrenzen deutlich erschwert. Die Unterscheidung von gesundem und krankem Gewebe während der Operation stellt für den Operateur eine Herausforderung dar. In ausgesuchten Fällen gelingt es jedoch, diese Herde isoliert aus der Gebärmutter zu entfernen und eine organerhaltende Operation durchzuführen.

Die genaue Darstellung der Adenomyosis in der Gebärmutterwand kann vor der Operation durch Ultraschall oder durch ein MRT erfolgen. Liegt eine von einem Herd ausgehende (fokale), umschriebene Adenomyosis vor, ist mit einem zufriedenstellenden Ergebnisse zu rechnen, da eine Verringerung der Schmerzen und eine Verbesserung der Fertilität erzielt werden. Bei 35 von uns operierten Patientinnen mit Uteruserhalt kam es bisher zu zehn Schwangerschaften und sieben Geburten.

Die Adenomyosis des Eileiters (Salpingitis isthmica nodosa) führt dazu, dass die typische Struktur des Eileiters und damit auch dessen Funktion aufgehoben wird. Diese Herde werden isoliert herausgeschnitten, und der Eileiter wird anschließend mit mikrochirurgischen Operationsmethoden wieder zusammengesetzt (Anastomose).

Im Bereich der Blase und des Harnleiters (Ureter)

Endometrioseherde im Bereich der Harnblase führen zu Störungen beim Wasserlassen (Miktion). Ein krampfartiges Zusammenziehen der Harnblase während des Harnlassens und – seltener – blutiger Urin sind Zeichen dafür.

Isolierte Endometrioseherde, die auf der Außenseite der Blase liegen, aber auch die Blasenwand vollkommen durchsetzen können, sind die Ursache (Foto 13 – S. 75). Nach der Diagnostik mittels Blasenspiegelung (Zystoskopie) und einer gynäkologischen Untersuchung (Tastbefund, Ultraschall) können größere Herde meist gut lokalisiert werden. Im Rahmen endoskopischer Operationen lassen sich diese Herde isoliert entfernen, und die Funktion der Blase lässt sich beschwerdefrei wiederherstellen.

In seltenen Fällen ist der Harnleiter durch Endometriose- oder Narbengewebe eingeengt, was zu einem Aufstauen des Harns bis hin zur Niere führen kann. Das Befreien des Harnleiters (Ureterolyse) ist dann unumgänglich, was meist auf endoskopischem Weg durchgeführt wird.

Ist der Harnleiter selbst von der Endometriose durchsetzt, muss ein Teil des Harnleiters herausgeschnitten und der Harnleiter wieder rekonstruiert werden.

Ist der Harnleiter jedoch in Nähe der Harnblase betroffen, wird der gesamte Befund entfernt und der Harnleiter neu in die Harnblase eingesetzt. Auch hier lassen sich die Funktion des Harnleiters und der Blase wieder vollkommen herstellen.

Andere Lokalisationen

Andere, aber eher seltene Lokalisationen außerhalb des Beckens, wie eine Endometriose am Blinddarm (Appendix), Nabelendometriose, Endometriose am Zwerchfell oder Endometriose im Narbenbereich (nach einem Kaiserschnitt) können ebenfalls operative Maßnahmen erforderlich machen.

Organerhalt und Radikaltherapie – Vermeidung unvollständiger Operationen

Jeder Operateur ist bemüht, die Endometriose vollständig zu entfernen. Je radikaler eine Operation durchgeführt wird, umso größer ist dabei die Wahrscheinlichkeit, dass dies gelingt. Gleichzeitig erfüllen aber die weiblichen Geschlechtsorgane viele wichtige Funktionen. Deshalb ist primär immer der Organerhalt anzustreben.

Bei einer geringgradig ausgeprägten Endometriose sollte dies für den Operateur kein großes Problem darstellen. Liegen jedoch ausgedehnte Veränderungen der Organe und somit deren Funktion vor, stellt sich die Frage, ob ein Organerhalt mit dem damit verbundenen erhöhten Risiko eines erneuten Auftretens der Endometriosebeschwerden zu rechtfertigen ist. Bei dieser Entscheidung müssen die folgenden Faktoren gegeneinander abgewogen werden, wobei deren Reihenfolge ohne Wertung ist:

- Krankheitsgeschichte, Krankheitsverlauf (Anamnese)
- vorausgegangene Therapie bzw. Therapieversuche (Operationen, hormonelle Therapie etc.)
- Ausmaß und Symptome der vorliegenden Erkrankung, wie Schmerzen, Organveränderungen etc.
- Wahrscheinlichkeit, dass durch eine Operation die Organfunktion wieder zufriedenstellend hergestellt werden kann
- Kinderwunsch (aktuell, latent)
- individuelle Wünsche und Bedürfnisse der Patientin
- Erfahrung des Operateurs mit der Endometriosebehandlung
- Erfahrung des Operateurs mit den unterschiedlichen Operatonsmethoden

Erst unter Berücksichtigung aller dieser Faktoren kann über die Art und das Ausmaß einer Operation entschieden werden.

Für die zufriedenstellende Operationsplanung sollte schon vor der Operation eine ausführliche Diagnostik durchgeführt werden, wodurch sich unnötige und zum Teil unvollständige Operationen vermeiden lassen. Die Operationsstrategie ist der Symptomatik und dem Wunsch der Patientin anzupassen.

Dazu die nachfolgenden Beispiele:

- Ein Knoten hinter der Gebärmutter, der nur bei der gynäkologischen Untersuchung etwas schmerzhaft ist und sich seit Jahren nicht verändert, muss nicht operiert werden.
- Bei einer starken Veränderung der gesamten Gebärmutterwand mit ausgeprägten Schmerzen und Blutungsstörungen muss eine Gebärmutterentfernung (Hysterektomie) in Erwägung gezogen werden.
- Eine immer wiederkehrende Endometriose (mehrere Vor-Operationen) in einem Eierstock kann nur durch Entfernung des entsprechenden Eierstockes Erfolg versprechend behandelt werden.
- Bei einer jungen Patientin (mit Kinderwunsch) und zunehmender Endometriosesymptomatik sind jegliche Versuche, die Organe zu erhalten, sinnvoll, auch bei einem erhöhten Rezidivrisiko.
- Bei einer ausgeprägten Endometriose zwischen Gebärmutter und Darm mit entsprechender Symptomatik (Durchfall, Verstopfung, gelegentliche Blutauflagerungen am Stuhl) sollte der radikale Therapieweg, d. h. die Entfernung eines Darmanteiles, eingeschlagen werden. Allerdings ist bei einem isolierten Befund die gleichzeitige Entfernung von Gebärmutter, Eierstöcken und Eileitern <u>nicht</u> erforderlich. Entscheidend bei der Wahl der Art und des Ausmaßes einer Operation ist, wo genau die Endometrioseherde lokalisiert sind und wie exakt sie identifiziert werden können.
- Endometrioseherde außerhalb, neben, hinter und vor der Gebärmutter erfordern nicht unbedingt das gleichzeitige Entfernen der Gebärmutter selbst. Entscheidend für die Art und das Ausmaß einer Operation sind ebenfalls die Lokalisation und die Möglichkeit der Identifikation von Endometrioseherden.

Adhäsionen: Endometriose und Verwachsungen

Verwachsungen (Adhäsionen) sind Verbindungen und Verklebungen zwischen den Organoberflächen. Dabei können unterschiedliche Organe aneinanderhaften oder mit der Bauchwand oder der Beckenwand verbunden sein (Abb. 9 – S. 68).

Diese Adhäsionen können Strukturen fein wie ein Schleier aufweisen oder fest und derb mit reichlich Blutgefäßen durchzogen sein. Als Ursache für die Entstehung dieser Adhäsionen sind Verletzungen (Wundflächen) oder Entzündungsprozesse anzusehen.

Endometrioseherde rufen u. a. diese Gewebereaktionen hervor und lassen Verwachsungen entstehen, die das Aufheben von Organgrenzen und die Einschränkung der Organfunktionen (Verringerung der Eileiterbeweglichkeit, Bedeckung der Eierstockoberfläche, Verlagerung der Gebärmutter, Einengung von Darmschlingen etc.) verursachen und so wesentliche Beeinträchtigungen erzeugen.

Im Rahmen endoskopischer oder auch offener Operationen lassen sich diese Verwachsungen wieder lösen. Allerdings haben die bei der Operation entstehenden Wundflächen die Tendenz, wieder miteinander zu verkleben oder zu verwachsen. Ziel einer jeden Operation muss es deshalb sein, das Gewebe so schonend wie möglich zu behandeln und unnötige Verletzungen zu vermeiden. Endoskopische Operationstechniken führen hier im Vergleich zur offenen Technik (Laparotomie) zu weniger Verwachsungen.

Risiken und Aufklärung

Jeder chirurgische Eingriff ist mit einem mehr oder weniger ausgeprägten Risiko behaftet. Diese Risiken hängen sehr vom Ausmaß der Erkrankung, dem Zustand der Patientin, der Art der Operation und natürlich auch von der Erfahrung des Operateurs ab. Die Risiken erstrecken sich von kleinen Wundheilungsstörungen bis hin zu schwersten Einschränkungen der Organ- und Körperfunktionen.

Es ist verständlich, dass bei einem ausgeprägten Befund, d. h. bei einer schweren Endometriose, mit einem wesentlich höheren Risiko zu rechnen ist. In bestimmten Fällen ist die Entfernung von Endometrioseherden ähnlich schwierig wie das Entfernen von Karzinomen (Krebsgewebe). Starke entzündliche Prozesse, narbige Veränderungen, kaum mehr identifizierbare Organstrukturen stellen den Operateur oft vor sehr schwierige Situationen. Hier kann ein radikales Vorgehen, d. h. das Entfernen von Organen, sogar ein geringeres Risiko für die

Patientin darstellen als der Versuch, Organe um jeden Preis zu erhalten. Entscheidend für oder gegen eine Operation ist das Abwägen der zu erwartenden Risiken. Dies kann nur in Absprache mit der Patientin im Rahmen eines ausführlichen Aufklärungsgespräches erfolgen.

Operation und Hormone

Neben der operativen Therapie ist die hormonelle Behandlung von Endometriose wesentlicher Bestandteil eines Therapiekonzeptes. Das Prinzip einer Operation ist dabei, die Endometrioseherde vollständig zu entfernen. Bei einer ungünstigen Lokalisation der Endometriose oder bei ausgedehnten Befunden kann eine vollständige Entfernung der Endometriose unmöglich sein.

Mit einer hormonellen Therapie vor einer Operation ist es möglich, ausgedehnte Organveränderungen so zu verkleinern, dass die Operation leichter durchführbar und damit risikoärmer wird. Eine Schrumpfung der Endometrioseherde und die Verringerung der Durchblutung reduzieren das entstehende Trauma und das damit verbundene Blutungsrisiko. In vielen Fällen kann so ein Bauchschnitt durch eine endoskopische Operationstechnik ersetzt werden.

Eine hormonelle Behandlung nach einer Operation unterliegt der individuellen Entscheidung des Operateurs. Bei einer vollständigen chirurgischen Therapie kann meist auf eine weitere Behandlung verzichtet werden. Wir empfehlen den Patientinnen, erst einmal ohne Hormontherapie die Symptomatik und den Verlauf nach der Operation zu beobachten, um den Erfolg verifizieren zu können.

Bei ausgedehnten Befunden und einem unzureichenden chirurgischen Eingriff sollten weitere Therapien, z. B. eine Hormontherapie, direkt im Anschluss an die Operation folgen.

In zweifelhaften Fällen sollte immer abgewartet und erst dann mit einer zusätzlichen konservativen Therapie begonnen werden, wenn sich Symptome zeigen.

Bei vorliegender Sterilität in Verbindung mit einer Endometriose können individuelle Therapiekonzepte (s. Kapitel *Medikamentöse Therapie*) eingesetzt werden.

Die operative Behandlung der Endometriose ist eines der wichtigsten Therapieverfahren bei dieser Krankheit. Dennoch kann aufgrund des komplexen Beschwerdebildes auch mit einer Operation nicht immer die gewünschte Heilung erzielt werden.

Seit vielen Jahren wird versucht, die Endometriose in Stadien einzuteilen. Es wurden verschiedene Schemata benutzt, um diese Erkrankung besser beurteilen bzw. therapieren zu können. Der zurzeit am häufigsten eingesetzte Score ist der der AFS (American Fertility Society). Dabei werden insbesondere die Herde, die direkt bei der Bauchspiegelung zu sehen sind, beurteilt und zwischen Schweregrad I bis IV unterschieden. Die Endometriose kann aber auch außerhalb der Bauchhöhle, d. h. unter dem Bauchfell, an der Beckenwand vorliegen. Dies gilt insbesondere bei einer tief infiltrierenden Endometriose (TIE). Es kann somit sein, dass eine Patientin mit einem niedrigen Score nach AFS (z. B. Stadium I bis II) trotzdem eine ausgedehnte, schwere Endometriose in der Tiefe des Beckens außerhalb des Bauchraumes hat. Damit repräsentiert der AFS-Score das Ausmaß der Krankheit nicht.

Aus diesem Grund hat die SEF (Stiftung Endometriose-Forschung Deutschland) ein zusätzliches Beurteilungsschema (Enzian-Score) entwickelt. Durch die Kombination des AFS und des Enzian-Scores ist eine sehr gute Beschreibung der Erkrankung in all ihren verschiedenen Facetten möglich.

HOMÖOPATHISCHE THERAPIE DER ENDOMETRIOSE

Brauchen (Endometriose-)Frauen eine andere Medizin?

Leider gehört Endometriose auch heute noch zu den meistverkannten gynäkologischen Krankheitsbildern, wie überhaupt in unserer derzeitigen Medizin frauenspezifische Faktoren weitgehend unberücksichtigt bleiben.

So ist es erwiesen, dass Frauen doppelt so oft zum Arzt gehen wie Männer, damit ihre Symptome ernst genommen werden. Ihre Beschwerden werden eher als psychosomatisch interpretiert, Ärzte diagnostizieren bei Frauen schneller psychische Störungen, z. B. Depressionen, und sie bekommen häufiger und mehr Beruhigungs-, Schlaf-, Schmerzmittel oder Antidepressiva verordnet.

Nach einem Herzinfarkt kommen Frauen eine Stunde später in die Klinik als Männer, wie Studien zeigen. Und bei Notarzteinsätzen werden sie seltener reanimiert.

Professor Anke Rohde, Leiterin der Abteilung Gynäkologische Psychosomatik der Uniklinik Bonn, sagt dazu: »Viel zu oft werden frauenspezifische Beschwerden noch auf Stammtisch-Niveau wahrgenommen.«

Hinzu kommt, dass Medikamente bei Frauen anders wirken als bei Männern, die Arzneimittelforschung aber bislang kaum Geschlechtsunterschiede beachtet: Medikamente werden nach wie vor überwiegend an jungen Männern getestet und die Ergebnisse eins zu eins auf Frauen übertragen.

Studien an Frauen gibt es erst in der allerjüngsten Zeit. Diese zeigen, dass Frauen durch Aspirin weniger gut als Männer vor Herzinfarkt geschützt sind und dass der weibliche Organismus weniger Schmerzmittel braucht: Frauen scheinen härter im Nehmen zu sein.

Körper und Organe von Männern und Frauen funktionieren teilweise geschlechterspezifisch. So weiß man, dass in der Leber von

Frauen weniger Alkoholdehydrogenase, ein den Alkohol abbauendes Enzym, gebildet wird. Frauen haben einen höheren Körperfettanteil und wiegen weniger als Männer.

Frauen sind eben anders als Männer. Wir brauchen eine Gender-Medicine, eine geschlechterbezogene Medizin, die Frauen wie Männer in ihrer Besonderheit sieht und damit optimal zu behandeln vermag. Vor allem brauchen wir eine wirklich humane, auf den betroffenen Menschen ausgerichtete Medizin, die nicht nur die Organerkrankungen in leitliniengerechtem Vorgehen zu beseitigen versucht, sondern von dem Wunsch getragen ist, zu bleibender Gesundheit und umfassendem Wohlergehen der Menschen beizutragen.

Die klassische oder konstitutionelle Homöopathie ist immer eine Medizin der Person, also eine ganzheitliche Medizin, die einen darin erfahrenen homöopathischen Arzt oder Heilpraktiker erfordert. Dieser wählt das Arzneimittel nicht nur auf den Akutzustand des Patienten hin aus, sondern berücksichtigt ebenso die gesamte Vorgeschichte, eine Häufung familiärer Erkrankungen, Neigungen und Bedürfnisse wie Essens-, Trink- und Schlafgewohnheiten und auch wiederkehrende Träume, Ängste, Gewohnheiten, Lebensumstände.

In einer solchen homöopathischen Erstanamnese versucht der Homöopath, sich aus allen Symptomen ein Bild von seinem Patienten zu machen, und sucht dann aus den vorhandenen, nahezu 3.000 homöopathischen Arzneimitteln eines aus, das diesem Bild möglichst ähnlich ist. Dieses Arzneimittel wird dann in potenzierter Form, also verdünnt und verschüttelt, verabreicht. Hilfsmittel zum Auffinden der richtigen Arznei sind strenge Richtlinien für das Gewichten der relevanten Symptome, die Hierarchisierung und das Repertorium.

Durch das Berücksichtigen aller jetzigen und vergangenen Symptome für die Arzneimittelfindung ist ein tief greifendes, umfassendes Heilen möglich. Es geht nicht nur darum, das aktuelle Problem zu beseitigen, sondern auch dahinterliegende Heilungshindernisse, Störfelder und Schwächen mit zu erfassen. So können chronische Krankheiten ebenso wie Akutprobleme und Störungen des Befindens (»Es geht mir einfach nicht gut!«) geheilt werden. Der Mensch wird in seiner Gesamtheit, an Körper, Seele und Geist gestärkt.

Die große Macht der kleinen Kügelchen

Die Homöopathie wurde im Jahre 1790 von dem deutschen Arzt Samuel Hahnemann mit dem berühmten Chinarindenversuch begründet. Damals gab es noch viel mehr Sümpfe in Deutschland und darum leider auch Malaria. Viele Menschen mussten sterben, weil ihnen die Mediziner damals mit den ihnen zur Verfügung stehenden Methoden wie Schröpfen und Aderlässen nicht helfen konnten. Hahnemann nun, dem die Ohnmacht der Medizin keine Ruhe ließ, stellte fest, und zwar zunächst im Selbstversuch, dass Chinarinde bei einem Gesunden die gleichen Symptome hervorruft, unter denen Malariakranke leiden. In der Folge setzte er dann verdünnte und später auch nach genauen Vorschriften verschüttelte Chinarinde ein, um Malariakranke zu heilen. Mit Erfolg! Dieses Experiment, das heute in dieser Form undenkbar wäre, kennzeichnet die Geburtsstunde der Homöopathie.

Das Grundprinzip ist das Heilen mit Ähnlichem. »Similia similibus curentur«, so der wohl berühmteste Satz Hahnemanns. Das bedeutet, dass das homöopathische Arzneimittel zur Heilung führt, dessen Arzneimittelbild dem aktuellen Krankheitszustand und seinen Beschwerden möglichst ähnlich ist. Ein revolutionäres, aber schon altbekanntes Denken. Auch Hippokrates hatte gesagt: »Die Krankheit entsteht durch Einflüsse, die den Heilmitteln ähnlich wirken, und der Krankheitszustand wird beseitigt durch Mittel, die ihm ähnliche Erscheinungen hervorrufen.«

Die Homöopathie ist eine Erfahrungsmedizin. Samuel Hahnemann und seine Schüler und Nachfolger haben mehrere Tausend Arzneimittel aus dem Pflanzen-, Tier- und Mineralienreich erforscht, indem sie auf bekannte pharmakologische Wirkungen zurückgriffen, die Wirkung der Arzneimittel an Gesunden erforschten und schließlich nach exakten Vorschriften die Erfahrungen mit der Behandlung Kranker sammelten.

Bemerkenswerterweise scheint man die Wirkung der Homöopathie sehr wohl erklären zu können, allerdings nicht mit althergebrachten Denkweisen, sondern mit Methoden der Quantenphysik. Professor Walter Köster beschreibt dies in seinen »Kamingesprächen über die

Homöopathie«, die er mit dem bekannten Atomphysiker Carl Friedrich von Weizsäcker geführt hat.

»Homöopathische Arzneimittel regen die Selbstheilungskraft des Organismus an«, ist eine in der gesamten Naturheilkunde verankerte Denkweise. Einen einfachen Vergleich bietet das Billardspiel: Der Stoß des Queue auf die weiße Kugel gibt allen anderen Kugeln auf dem Billardtisch einen Impuls zur Bewegung und damit zur Veränderung. Und so geben auch homöopathische Heilmittel dem kranken Menschen einen Impuls, der die Eigenregulation verändert und so hin zur Besserung und damit zur Gesundheit führt.

Die Dosis homöopathischer Arzneimittel wird nach den Verdünnungsreihen benannt:

In Zehnerschritten verdünnte Mittel werden D-Potenzen (D wie dezimal) genannt. In Hunderterschritten verdünnte Mittel werden C-Potenzen genannt (C wie centesimal). In Fünfzigtausenderschritten verdünnte Mittel werden LM- oder Q-Potenzen genannt.

LM-Potenzen sind ebenso wie die Einmalgaben von Hochpotenzen (C200 bzw. D200 und höher) der konstitutionell arbeitenden Homöopathie vorbehalten.

Verdünnungsreihen oberhalb der Loschmidt-Zahl von 6,02 x 1023 enthalten keine stofflichen Anteile mehr; dies entspricht in etwa einer D60 oder einer C30. Allerdings sind stoffliche Anteile bereits oberhalb einer Verdünnung von D6 mit den üblichen pharmazeutischen Methoden nicht mehr nachweisbar.

Sicherheitshalber sollte man bei allen in der Ursubstanz toxischen Substanzen nur Verdünnungen ab D12 aufwärts anwenden, wie z. B. für die Tollkirsche »Belladonna«.

Richtig angewandt, kann nichts schiefgehen. Homöopathische Arzneimittel sind unbegrenzt haltbar. Allerdings sollten sie bei ausgeglichener Temperatur und nicht in der Nähe eines DECT-Telefons, eines Handys (z. B. in der Handtasche!) oder elektrischer Geräte gelagert werden.

Bei der Mitnahme im Flugzeug ist zu beachten, dass das Durchleuchten die homöopathischen Medikamente zerstören kann. Es empfiehlt sich deshalb, die Mittel entweder im Handgepäck oder besser noch am Körper getragen mitzuführen. Dazu braucht es bei den heutigen strengen Vorschriften für alles, was ins Flugzeuginnere mitgenommen wird, eine Genehmigung, am besten eine kurze ärztliche Bescheinigung über die Notwendigkeit der Mitnahme.

Nebenwirkungen homöopathischer Therapien sind sehr selten, wenn die beschriebenen therapeutischen Regeln beachtet werden. Gelegentlich kann im Sinne einer Erstverschlechterung vorübergehend eine leichte Verschlimmerung der Symptomatik auftreten, auf die eine durchgreifende und bleibende Besserung folgt. Nebenwirkungen homöopathischer Arzneimittel treten anderenfalls nur auf, wenn das falsche homöopathische Mittel über einen längeren Zeitraum eingenommen wird. Die Möglichkeit einer solchen Erstverschlechterung wird Ihr Homöopath mit Ihnen besprechen.

Homöopathie bei Endometriose

Eine an chronischer Endometriose Erkrankte zu begleiten, braucht vor allem viel Zeit und die richtigen Informationen für die betroffene Frau.

Es ist sehr zu begrüßen, wenn sich die Betroffenen über das Internet, über Selbsthilfegruppen oder im Rahmen eines spezifischen Kuraufenthaltes selbst intensiv mit ihrer Krankheit auseinandersetzen. Die Herausforderung für uns als begleitende Ärzte, Heilpraktiker und Berater ist es, gut informierte Patientinnen »auszuhalten« und gemeinsam mit ihnen im Dickicht der vielen Möglichkeiten die für sie beste Therapie zu finden.

Alle komplementären Heilverfahren, die die Eigenregulation des Organismus unterstützen und damit die Selbstheilungskräfte aktivieren, sind in der umfassenden Behandlung einer Endometrioseerkrankung hilfreich.In diesem Sinne kann die Homöopathie als streng individuelle, auf die betroffene Frau ausgerichtete Heilweise helfen, die Beschwerden der Endometriose zu lindern und das Fortschreiten der Erkrankung zu verlangsamen oder zu verhindern.

Wenn konventionelle medizinische Maßnahmen, wie eine operative Sanierung der Endometrioseherde oder eine hormonelle Therapie, erforderlich sind, kann die Homöopathie begleitend eingesetzt werden. Die konstitutionelle Therapie sollte dann direkt rund um die Operation herum durch situationsbezogene Arzneimittel wie Arnika (s. Kapitel *Naturheilkundliche Begleitung vor und nach einer Operation*) ansetzen. Nach der operativen Therapie wird dann die Konstitutionsbehandlung fortgesetzt.

Parallel zu einer hormonellen Therapie, die ja massiv in die hormonelle Eigenregulation des Körpers eingreift und diese, wie im Fall der GnRH-Analoga, ganz ausschaltet, sind C-Potenzen in der Regel nicht ausreichend wirksam. Hier kann der kontinuierliche Arzneimittelreiz von Q- bzw. LM-Potenzen am hilfreichsten eingesetzt werden.

Grundsätzlich sollte angestrebt werden, die Hormontherapie ganz abzusetzen, da gerade die zentral wirkenden Hormonbehandlungen massiv unterdrückende Wirkung haben und so zwar eine vorübergehende Symptomfreiheit, nie aber eine Heilung der Erkrankung erreicht wird. Dieses Vorgehen muss aber vorher eingehend mit der betroffenen Frau und dem verantwortlichen Gynäkologen besprochen werden. Denn die unterdrückende Wirkung der Hormontherapie kann bei anderen, nicht erfolgreich zu therapierenden Beschwerden, wie massiven Menstruationsschmerzen (Dysmenorrhoe) oder rasch fortschreitender Endometriose-Tumor-Bildung, durchaus sinnvoll sein.

Für die betroffene Frau ist es wichtig, zu wissen, dass die Beschwerdefreiheit nur vorübergehend, gleichsam kosmetisch ist und keine Lösung der Problematik und Heilung der Erkrankung bedeutet. Die komplementären Therapieansätze in das konventionelle therapeutische Vorgehen zu integrieren, ist heutzutage »state of the art« im Sinne einer optimalen Betreuung der betroffenen Frauen.

Homöopathische Anamnese

Gemeinsam mit der betroffenen Frau ihren »Knoten« zu finden, ist das Ziel der homöopathischen Anamnese, insbesondere bei Endometriosetumoren, die ja auch stofflich eine Knotenbildung darstellen. Anhand der Anamnese kann dann der Frage nachgegangen werden, was die Betroffene krank gemacht hat, ob es einen Konflikt gibt, für den die Tumorbildung einen Ausweg oder einen Lösungsversuch darstellt.

Einen Anhaltspunkt kann dabei die bildliche Vorstellung von etwas Festgehaltenem, Aufgestautem liefern. Dabei stehen Prozesse der rechten Körperseite eher für Themen von Vater, Vernunft, Berufswelt und die der linken Körperseite für Themen von Mutter, Mutter-Sein und Gefühlswelt.

Diese Erfahrungswerte dürfen aber nicht zu einem Schubladen-Denken und -Handeln führen. Nichts wäre dem absichtslosen Raum, der zur optimalen Mittelfindung dient, mehr entgegengesetzt. Es bedarf stets einer respektvollen Be-Achtung, dass nur die Frau selbst ihre Wahrheit kennen kann, wenn auch vielleicht nicht gerade jetzt. Wir Homöopathen sind nichts als Begleiter auf ihrer Suche, ihrem Weg.

Eine wichtige Frage zur biografischen Anamnese lautet gerade für Endometriose-Frauen, wie es ihnen erging, bevor die Erkrankung zum ersten Mal festgestellt wurde. Gab es etwas, das der aktuellen Verschlechterung der Erkrankung vorausgegangen ist?

Häufig ergibt ein sehr detailliertes Erfragen der Menstruationsbesonderheiten, wie Länge und Stärke der Menstruation, unterbrochener Blutfluss, Vor- oder Nachblutungen, exakte Charakteristik der Menstruationsschmerzen, einen Weg zum spezifischen Arzneimittel. Die Familienanamnese, insbesondere die Geschichte der weiblichen Vorfahren, gewährt oft Aufschluss über die der Erkrankung zugrunde liegende Dynamik.

Homöopathische Behandlung

Die Endometriose ist eine vielschichtige, janusköpfige Erkrankung, die so lange als Diagnose bestehen bleibt, wie die Frau ihren Zyklus lebt, also bis zur Menopause, und manchmal sogar darüber hinaus. Selbst bei Beschwerde- und Symptomfreiheit kann sie in belastenden Situationen jederzeit wieder aufflammen. Darum müssen Patientin, Gynäkologe und Homöopath anhand der aktuellen Situation immer wieder neu beurteilen, ob ein rein homöopathisches Vorgehen sinnvoll ist oder ob sich die Homöopathie als komplementäre Therapie empfiehlt.

Je weiter fortgeschritten die Erkrankung ist, umso wahrscheinlicher ist es, dass die Homöopathie nur ergänzend zur konventionellen Therapie, wie beispielsweise einer Hormonbehandlung, eingesetzt wird.

Zu Beginn und im Verlauf der homöopathischen Behandlung sind regelmäßige gynäkologische Kontrollen unerlässlich, um den Therapieerfolg sicher einschätzen zu können. Selbst eine noch so erfolgreiche homöopathische Therapie ersetzt die in üblicher Weise erforderliche gynäkologische Betreuung und Begleitung nicht.

Wichtig ist daneben auch das subjektive Erleben der Frau. Fühlt sie sich lebendiger und vitaler und hat sie das Gefühl, ihr eigenes Leben aktiver gestalten zu können, ist das ein wunderbarer Erfolg homöopathischer Therapie, auch wenn die Endometrioseherde sonografisch unverändert sind. Bis der Behandlungserfolg sicher eingeschätzt werden kann, empfehlen sich Follow-ups in ca. sechs- bis achtwöchigen Abständen. Der chronische Charakter der Endometrioseerkrankung bedarf einer strikten Führung und einer offenen, gut funktionierenden Kommunikation zwischen der betroffenen Frau und den behandelnden Ärzten und Therapeuten.

Homöopathische Arzneimittel bei Endometriose

In der Regel wird die homöopathische Therapie einer chronischen Endometriose mit LM- bzw. Q-Potenzen erfolgen.

Häufig verordnete Arzneien sind:

Calcium fluoricum, Colocynthis, Magnesium phosphoricum, Natrium muriaticum, Pulsatilla, Sepia, Silicea und Thuja.

Die Auswahl muss immer nach streng konstitutionellen Kriterien erfolgen.

Zwei noch weitgehend unbekannte Arzneimittel, die bei Endometriose infrage kommen, die mir besonders am Herzen liegen, sind Lapis albus und Folliculinum.

Lapis albus: Dieses Mittel entspricht stofflich dem Calcium silico-fluoricum. Es ist ein wirksames Mittel bei gutartigen Tumoren des Bindegewebes, des lymphatischen Gewebes, der Mammae, der Schilddrüse und des Uterus. Charakteristisch sind brennende und einschießende Schmerzen sowie Menstruationsschmerzen, die noch heftiger als im homöopathischen Arzneimittelbild Lachesis beschrieben sind, die sich aber mit fließender Menstruation bessern. Ebenso wirkt das Mittel bei Bindegewebstumoren des Uterus mit brennenden, stechenden Schmerzen (Endomyosis uteri), insbesondere zu Mensbeginn, und Juckreiz im Vulvabereich.

Folliculinum ist stofflich ein Östrogen, das genau genommen seit den 50er-Jahren eine Arzneimittelprüfung durch Millionen »Pillenanwenderinnen« erfahren hat. Das Arzneimittelbild ist ähnlich dem homöopathischen Mittel Medorrhinum. Vorausgehende Charakteristika sind früh gelebte Sexualität, häufige Entzündungen und Infektionen im Unterleibsbereich.

Auch bei Folliculinum bessert sich die Schmerzsymptomatik durch den Menstruationsfluss und verschlechtert sich mit/ab dem Eisprung. Typisch ist ein massives prämenstruelles Syndrom, gefolgt von schmerzvollen Perioden, wobei die Schmerzen insbesondere in den Eierstöcken empfunden werden, sowie eine verlängerte, starke, teils dunkle, klumpige Monatsblutungen und Blutungsstörungen aller Art.

Studienlage

Dass alle komplementären Heilverfahren, die die Eigenregulation des Organismus unterstützen und damit die Selbstheilungskräfte aktivieren, hilfreich in der umfassenden Behandlung einer Endometrioseerkrankung sind, konnte in einer Studie von Schantz et al.[19] in Heidelberg deutlich gezeigt werden.

Die Einschlusskriterien für diese Studie zur klassisch-homöopathischen Therapie bei Endometriose waren: die histologisch gesicherte Diagnose Endometriose bei zusätzlichem unerfülltem Kinderwunsch (Infertilität) über zwei Jahre, ein therapiefreies Intervall von einem Monat und die Verpflichtung, während der Studiendauer keine andere Endometriosetherapie zu beanspruchen.

Therapiert wurden die Frauen mit homöopathischen Einzelmitteln, und die Arzneimittelfindung erfolgte entsprechend dem individuellen Beschwerdebild. Die Therapiedauer betrug zwölf Monate mit anschließender Nachbeobachtung über weitere 15 Monate.

Das Ergebnis der Studie ergab einen positiven Effekt der homöopathischen Therapie mit teils signifikanten Ergebnissen: Schmerzintensität und -dauer sowie Blutungsstörungen verbesserten sich ebenso wie das Allgemeinbefinden. Auch traten häufiger Schwangerschaften ein als in der nicht homöopathisch behandelten Kontrollgruppe. Diese Befunde konnten auch objektiv (Ultraschall, Tastbefund) verifiziert werden. Ein Ergebnis, das trotz der kleinen Studiengruppe sehr vielversprechend und ermutigend ist.

Die Geschichte einer Endometriose-Frau

Eine 35-jährige Frau klagt über massive und zunehmende Menstruationsschmerzen, die in die Beine ausstrahlen und Übelkeit verursachen. Zehn Jahre lang litt sie unter unerfülltem Kinderwunsch, zweimal waren Versuche einer künstlichen Befruchtung unternommen worden. Wegen der seit Monaten zunehmenden Menstruationsschmerzen, die auch auf zum Teil sehr hoch dosierte Analgetika nicht ansprachen, war ihr die Gebärmutterentfernung empfohlen worden. Unter der Verdachtsdiagnose Endometriose ergab die operative Abklärung eine Endometriose Grad 4 im gesamten Unterbauch sowie ein Uterusmyom. Die Sanierung erfolgte in zwei aufeinanderfolgenden, die Gebärmutter erhaltenden Operationen, bei denen wegen der

Darmbeteiligung Spezialisten hinzugezogen wurden. Zeitgleich entschied sich die Patientin, eine homöopathische Konstitutionstherapie zu beginnen. Dabei kam die traurige Geschichte ihres unerfüllten Kinderwunsches zutage. Ihr damaliger Mann hatte sie direkt nach dem Hausbau und dem zweiten Versuch einer künstlichen Befruchtung verlassen, noch bevor dessen Ergebnis feststand. Mit der Scheidung war sie in ein ganz tiefes Loch gefallen, hatte über Wochen fast nicht mehr geschlafen und ständig Durchfall gehabt. So schlimm war das Gefühl für sie, unfruchtbar, nicht Frau genug zu sein. Deshalb hatte sie sich lange Unterstützung durch eine Psychotherapie geholt.

Nachdem auch körperliche Symptome wie Migräne seit dem sechsten Lebensjahr und ihre Aussage »Wenn es mir schlecht geht, vergrabe ich mich in meinem Kummer und ziehe mich total zurück« auf das Mittel verwiesen, wurde Natrium muriaticum in aufsteigender Q-Potenz verordnet. Daraufhin hatte sie akut das Gefühl, sie bekomme einen Schnupfen, fühlte sich darüber hinaus sehr wohl und überstand die nötigen Maßnahmen wie die Hormontherapie vor der Operation sowie die Operationen selbst sehr gut.

Nach der Operation entschied sie sich gegen den Rat der Operateure zu einer Hormonpause. Sie wollte einfach Zeit haben, um sich zu erholen. Das Schlimmste war, sagte sie, dass sie mit ihrem damaligen Mann nie darüber reden konnte, warum ihre Ehe so schiefgelaufen war. Das ganze Thema lag wie begraben in ihr.

Nun fühlte sie sich zunehmend lebendiger, fühlte sich wohl und in ihrer jetzigen Partnerschaft sehr glücklich. Zwei Monate später wurde sie völlig unerwartet spontan schwanger. Sie war überglücklich. Elf Monate nach der Operation brachte sie eine gesunde Tochter zur Welt.

Wie finde ich den für mich richtigen Homöopathen?

Immer mehr Ärzte haben homöopathische Angebote auf ihrem Praxisschild stehen, und alle Heilpraktiker dürfen, ohne die spezielle Befähigung nachweisen zu müssen, homöopathisch arbeiten. Woran aber erkenne ich einen »guten« Homöopathen?

Gute Homöopathen haben eine qualifizierte Ausbildung abgeschlossen und können dies auch nachweisen. Ein Arzt, der die Zusatzbezeichnung »Homöopath« führt, sollte diese dreijährige Ausbildung absolviert haben, genauso wie gute homöopathisch arbeitende Heilpraktiker.

Am einfachsten ist es, nachzufragen, das kostet nichts: Wo haben Sie Ihre Ausbildung gemacht? Wie viel Erfahrung haben Sie mit meinem Krankheitsbild?

Ein guter Homöopath weiß um seine Qualifikation und wird sich nicht scheuen, darüber zu reden.

Oftmals hört man durch Mund-zu-Mund-Propaganda von einem guten Homöopathen. Aber Vorsicht mit diesen Geheimtipps: Der Behandelnde, der der Freundin geholfen hat, muss nicht unbedingt auch für mich richtig sein.

Fragen Sie am besten Ihren Verstand und Ihr Herz: Hat er oder sie die Voraussetzungen, die ich mir von einer Homöopathin/einem Homöopathen wünsche? Und fühle ich mich bei ihr/ihm in guten Händen? Kann ich wirklich meine Geschichte in Ruhe erzählen und fühle ich mich verstanden? Hat sie/er die Fähigkeit, meinen »Knoten« zu erfassen, mein Problem zu begreifen und mir dementsprechend zu helfen? So finden Sie am besten den für Sie richtigen Homöopathen.

NATURHEILKUNDLICHE BEGLEITUNG VOR UND NACH EINER OPERATION

Hilfen vor und während der Operation

Bei einer operativen Therapie der Endometriose können Naturheilverfahren die Nebenwirkungen notwendiger Medikamente lindern und dabei helfen, bestimmte Komplikationen zu minimieren oder zu vermeiden. Die Homöopathie ist dafür sehr gut geeignet, da Nebenwirkungen bei einer symptomatischen Therapie nicht zu befürchten sind (s. Kapitel *Homöopathie bei Endometriose*).

Homöopathische Arzneimittel, begleitend zu operativen Eingriffen

Arnika D12 Globuli
Wirkung: fördert die Wundheilung und unterstützt die postoperative Genesung nach chirurgischen Eingriffen
Einnahme: am Tag vor der Operation beginnend, drei bis fünf Mal täglich drei Stück, bis die Wunde gut verheilt ist

Carbo vegetabilis D12 Globuli:
Wirkung: bei postoperativem Aufgetriebensein des Bauches, Blähungen, Aufstoßen und Schwächezustand
Einnahme: drei bis fünf Mal täglich drei Stück bis zur Beschwerdefreiheit

China officinalis D12 Globuli:
Wirkung: hilft gegen Kopfschmerzen und Blutarmut sowie bei Wassereinlagerungen im Gewebe als Folge großen Blutverlusts. China officinalis sollte unterstützend bei einer notwendigen Einnahme von Eisen und in dem Fall genommen werden, wenn eine Bluttransfusion aufgrund schweren Blutverlusts erforderlich ist.
Einnahme: drei bis fünf Mal täglich drei Stück

Nux vomica D12 Globuli:
Wirkung: bei postoperativ verstärkter Übelkeit/Erbrechen, Narkoseunverträglichkeit
Einnahme: drei bis fünf Mal täglich drei Stück bis zur Beschwerdefreiheit

Opium D12 Globuli:
Wirkung: bei postoperativer Darm- oder Blasenträgheit
Einnahme: drei bis fünf Mal täglich drei Stück bis zur Beschwerdefreiheit

Raphanus D12 Globuli:
Wirkung: bei postoperativer Darmträgheit mit dem Empfinden eingeklemmter Blähungen
Einnahme: drei bis fünf Mal täglich drei Stück bis zur Beschwerdefreiheit

Staphisagria D12 Globuli:
Wirkung: ein ausgezeichnetes Mittel gegen die »Schnitt«-Folgen operativer Eingriffe. Wirkt körperlich und seelisch stabilisierend und unterstützt die Heilung
Einnahme: drei Mal täglich drei Stück, bis etwa zum zweiten Tag nach der Operation

- Heilsame Berührungen mit Jin-Shin-Jyutsu

Das Jin-Shin-Jyutsu ist eine japanische Heilkunst, die ähnlich dem Qigong auf der Annahme von Energieströmen basiert, die unseren Körper durchfließen. Staut sich die Energie durch Blockaden, können Beschwerden entstehen. Der Fluss der Lebensenergie wird durch Berührung (Handauflegen) ausgewählter Körperbereiche aktiviert und harmonisiert. Für die Selbstbehandlung vor und nach einer Operation genügen wenige einfache Griffe, die innerlich ausgleichen, die Angst nehmen und beruhigen.

Umfassen Sie mit der Hand einen Finger der anderen Hand und halten sie diesen leicht gedrückt in einer bequemen Position, solange es angenehm ist, möglichst einige Minuten. Dann wechseln Sie zum nächsten Finger. Richten Sie Ihre Aufmerksamkeit nach innen und achten Sie dabei auf das Gefühlte, auf das, was sich in Ihnen bewegt oder wo Ihre Hände bleiben möchten. Wenn sich Angst oder Trauer einstellen, können Sie dem nachgehen.

Jeder Finger ist einem bestimmten Organ mit einer bestimmten Körperfunktion und einem bestimmten seelischen Zustand zugeordnet, die mittels Halten des jeweiligen Fingers mit der anderen Hand geströmt und harmonisiert werden.

Der **Daumen** gehört zu Milz, Magen und Hautoberfläche. Als Gefühl wird ihm die Sorge zugeordnet. Das Halten des Daumens wirkt bei Infektionen, Müdigkeit und Energiemangel.

Der **Zeigefinger** steht für Niere, Blase und Muskelsystem. Ihm ist die Angst zugeordnet. Wenn Sie Panik und Angst vor der Operation fühlen, halten Sie einfach bis zur Narkose Ihren Zeigefinger, um beruhigend einzuwirken!

Der **Mittelfinger** steht für Leber, Gallenblase und Blutessenz. Gefühle von Wut können über den Mittelfinger neutralisiert werden.

Dem **Ringfinger** werden Lunge, Dickdarm und die tiefe Hautschicht sowie das Gefühl der Trauer zugeordnet.

Das Halten des **kleinen Fingers** harmonisiert Herz, Dünndarm und Knochenbau. Als seelische Einstellung steht er für das Bemühen oder Verstellen.

Die **Mitte der Handfläche** berührt das Zwerchfell und den Nabel als Lebensquelle. Emotional wird ihr der Zustand der Verzweiflung zugeordnet.

Für das Halten gibt es keine festen Regeln. Probieren Sie es einfach aus. Bei diesen Übungen können Sie nichts falsch machen!

Postoperative Unterstützung

Für die Genesungsphase nach einer Operation können Maßnahmen zur Ausleitung der Narkose, die den Körper entgiften, hilfreich sein.

Zur Narkoseausleitung und Wundheilung

Heiltee, der die Giftstoffe im Darm bindet:

20 g Frauenmantel: wirkt gleichzeitig hormonell ausgleichend
20 g Schafgarbe: regt zusätzlich die Nierentätigkeit an
20 g Storchschnabel: stark wirkende Entgiftungspflanze
20 g Walnussblätter: binden sogar Pestizide im Darm durch die enthaltenen Gerbstoffe
20 g Löwenzahnbätter: eine Leberheilpflanze

Anleitung: Drei bis vier Esslöffel der Mischung mit einem halben Liter kochendem Wasser überbrühen und dann fünf bis zehn Minuten ziehen lassen. Danach abseihen und eventuell mit etwas Honig gesüßt über den Tag verteilt trinken. Ca. sechs bis zwölf Wochen lang.

Algenextrakte, wie z. B. Chlorella- oder Spirulina-Kapseln, binden ebenfalls Giftstoffe im Darm und helfen sehr gut, dass unser Körper eine notwendig gewesene Operation vergessen kann. Auch Bärlauch und Knoblauch helfen dabei, und sie ergänzen den Speiseplan äußerst schmackhaft!

Nach gut erfolgter Wundheilung kann zur unterstützenden Regeneration eine osteopathische Heilbehandlung sinnvoll sein. Osteopathen bringen nicht nur das knöcherne System wieder in Ordnung, sondern arbeiten auch mit dem Halte- und Stützsystem des Körpers, also auch des Bauches. So können Verwachsungen vermieden und eine dauerhafte Heilung unterstützt werden.

Bei Wundheilungsstörungen helfen Narbengels (WALA) und gegebenenfalls eine Narbenentstörung mit Neuraltherapie, bei der wuchernde und schmerzhafte Operationsnarben mit Lokalanästhetika unterspritzt und so entstört werden. Auch Silicea, das in Form eines Schüssler-Salzes eingenommen wird, wirkt der Narbenwucherung entgegen.

Wichtiger als alle Maßnahmen ist aber eine hinreichende Auszeit nach der Operation. Auch die Naturheilkunde kann nur helfen, wenn Körper und Seele genügend Zeit zur Genesung finden, z. B. durch eine Reha-Maßnahme wie eine (endometriosespezifische) Kur.

TRADITIONELLE CHINESISCHE MEDIZIN (TCM) BEI ENDOMETRIOSE

Das Wesen der TCM

Der Traditionellen Chinesischen Medizin (TCM) wird eine mehrtausendjährige Geschichte zugeschrieben. Das besondere Wesen dieser Medizinform ist der empirische Ansatz in Theorie und Praxis, wodurch sie sich wesentlich von unserer wissenschaftlich geprägten Schulmedizin unterscheidet.

Beeinflusst vom Konfuzianismus, Taoismus und der alten chinesischen Philosophie, basiert die TCM auf der Lehre der Fünf Elemente (Wasser, Holz, Feuer, Erde, Metall), die als zentrale Ordnungsstruktur der Körperfunktionen und deren Regulation angesehen werden. Aus der Natur beobachtete Abläufe werden mit den körperspezifischen Regulationen verglichen und darauf übertragen, gemäß dem Prinzip: Der Mensch ist ein Teil der Natur. Die Natur übt Einfluss auf den Menschen aus.

Die Fünf Elemente

Die lebenswichtigen Organe werden den Fünf Elementen zugeordnet und stehen für sogenannte Funktionskreise. Damit nehmen die Organe in der TCM auf weit mehr körperliche Abläufe Einfluss, als ihnen von der Schulmedizin zugeschrieben wird.

So reguliert der Funktionskreis der Niere unsere grundlegende Lebensenergie, ihre Substanz und Essenz, die Genetik (chin.: das *Jing*), unser Temperaturverhalten, die Fortpflanzungsfähigkeit, die Geburt, die Knochen, das Ohr und unsere Emotionen, wie die der Angst. Alle Faktoren innerhalb eines Funktionskreises können sich gegenseitig positiv wie negativ beeinflussen.

Über die Meridiane (Leitbahnen) stehen die Organe mit anderen Körperregionen und Funktionskreisen in Kontakt.

Neben den Organen und ihren Funktionskreisen sind das *Qi* und das *Xue* (Blut) von besonderer Bedeutung.

Das Qi und das Xue (Blut) – die besonderen Substanzen

Qi und Xue fließen in den Leitbahnen, um den Körper zu nähren, zu wärmen und die Körperfunktionen in einem regulativen Gleichgewicht zu erhalten, damit ein Leben ohne Funktionsstörungen (Ungleichgewichte) möglich ist.

Zudem bilden Qi und Xue eine gegenseitige funktionelle Einheit. Das Qi hat u. a. die wesentliche Aufgabe, das Blut zu bewegen. Xue (Blut) muss hingegen das Qi nähren, damit Qi in der Lage ist, die Funktion des Bewegenden auszuführen. Daraus ergibt sich, dass infolge einer Störung des Qi auch das Blut betroffen ist und eine Störung des Blutes auch das Qi beeinträchtigt.

So muss Qi immer im Fluss sein. Jede Verringerung des Flusses an Qi oder gar dessen Stau kann gravierende Störungen erzeugen. Definierte pathogene (krank machende) Faktoren können das Qi schwächen oder den Qi-Fluss stauen, was dann in den Körperfunktionen sogenannte Disharmoniemuster entstehen lässt, die zu klinischen Krankheitssymptomen führen können.

Diese Disharmoniemuster, die die chinesische Beschreibung von Krankheiten sind, werden *Syndrome* genannt, wobei die Syndromdiagnosen der TCM nicht mit dem Begriff des Syndroms (z. B. LWS-Syndrom) in der westlichen Medizin verwechselt werden dürfen, da ein chinesisches Syndrom weit mehr funktionelle Zusammenhänge umfasst als die reine symptomorientierte Beschwerdebeschreibung des schulmedizinischen Begriffs. Kommt es in den Körperorganen oder den Leitbahnen zu einem Überschuss, einem Defizit oder Stau, beschreibt die TCM ein Fülle- oder Mangel-Syndrom, das sich an bestimmten Symptomen erkennen lässt.

Als wichtigstes Therapieziel wird der ausgeglichene und regelgerechte Qi-Fluss im Körper, den Organen und Leitbahnen angesehen. Dazu sind bestehende Ungleichgewichte (Stauungen) zu beseitigen.

Um das alles entscheidende Gleichgewicht wieder herzustellen, wird »Schwäche« stärkend behandelt, »Fülle« ausgeleitet und »Stauungen« aufgelöst. Jedes Ungleichgewicht, gleich welcher Ursache, ist als Auslöser einer Dysfunktion, Störung oder Krankheit anzusehen.

Diese grundlegende Betrachtung spielt bei der Diagnostik und Therapie der Endometriose aus Sicht der TCM eine wesentliche Rolle.

Behandlungsmethoden in der TCM

Um das therapeutische Ziel des Gleichgewichts zu erreichen, stehen der TCM zahlreiche Behandlungsmethoden zur Verfügung, die alleine oder in Kombination angewandt werden.

- chinesische Arzneimitteltherapie (Kräutertherapie)
- Akupunktur
- Moxibustion (Wärmeanwendungstechnik)
- Tuina (spezielle Massagetechnik)
- chinesische Diätetik (Ernährungslehre)
- Tai-Chi (Bewegungs- und Leitbahntherapietechnik)
- Qigong (Langsame Bewegungs- und kombinierte Atmungstechnik)

Zentrale therapeutische Anwendungen bei der Behandlung der Endometriose sind die chinesische Arzneimitteltherapie und die Akupunktur.

Akupunktur

Bei der Akupunkturanwendung werden Nadeln aus Stahl in unterschiedlicher Dicke und Länge an bestimmten Stellen des Körpers in die beschriebenen Leitbahnen gestochen – mit unterschiedlicher Technik und Stichtiefe. Dabei soll ein als De-Qi-Sensation beschriebenes Gefühl entstehen.

Die De-Qi-Sensation wird von jedem Menschen in unterschiedlicher Stärke und Ausprägung empfunden. Wesentliche Charakteristika sind: Wärmegefühl, lokales Druckgefühl oder Ausstrahlung der Sensation entlang bestimmter Areale, Druckgefühl, Kribbel- und Taubheitssensation sowie ein Schweregefühl, aber niemals Schmerz.

Die De-Qi-Sensation darf bei einer Akupunkturanwendung niemals mit einem Schmerzgefühl verbunden sein, denn als Ursache von Schmerz wird in der TCM der Stau von Qi beschrieben. Der wesentlichste Therapieeffekt der Akupunkturanwendung besteht gerade in der Bewegung des Qi. Kann das Qi frei und regelgerecht fließen, bestehen keine Beschwerden und insbesondere keine Schmerzen mehr. Führt eine Akupunkturanwendung zu einer Schmerzsensation, wäre dies ein provozierter Qi-Stau, der dem genauen Gegenteil dessen entspricht, was mit der therapeutischen Wirkung der Akupunktur erzielt werden soll.

Als Patientin sollten Sie daher auf eine schmerzfreie Akupunkturanwendung bei Ihrem Therapeuten achten. Eine gut spürbare, in der Intensität akzeptable De-Qi-Sensation ohne Schmerzempfindung spricht für eine korrekte Durchführung der Akupunktur und einen in der Technik erfahrenen Therapeuten.

Bei einer korrekten Anwendung an den richtig ausgewählten Akupunkturpunkten wird der Qi-Fluss im Körper und den Leitbahnen angeregt, reguliert und ausgeglichen.

Zu den wesentlichsten therapeutischen Wirkungen der Akupunktur gehört daher, dass sie die Selbstheilungskräfte und die Autoregulationsfähigkeit des Körpers aktiviert und diese bei einer Störung (Erkrankung) wiederherstellt.

Unterscheidung zwischen akutem und chronischem Schmerz

In der Akupunktur wird zwischen akuten und chronischen Störungen unterschieden. Diese Differenzierung bestimmt auch darüber, wie häufig eine Behandlung angewendet wird. »Akutes wird akut behandelt« bedeutet häufigere und tägliche Anwendung. »Chronisches wird chronisch behandelt« bedeutet, die Anwendung der Akupunktur erfolgt üblicherweise einmal pro Woche und über einen längeren Zeitraum. Eine Behandlungsserie von zwölf Sitzungen erstreckt sich somit über drei Monate oder über drei Menstruationszyklen.

Die Nadelliegedauer in einer Akupunktursitzung beträgt zwischen 20 und 30 Minuten in entspannter und bequemer Lage. In aller Regel wird die Akupunktur in liegender Position durchgeführt. Jede angespannte Lage ist unbedingt zu vermeiden, da hier die Gefahr besteht, unerwünschte Stau-Situationen zu provozieren. Achten Sie darauf, dass unbequeme Kleidung abgelegt wird und der Behandlungsraum immer angenehm warm ist.

Die Qualität und der Erfolg einer Akupunkturbehandlung sind ganz wesentlich von der richtigen Behandlungstechnik abhängig, denn die einer Störung zugrunde liegende Fülle- oder Leere-Symptomatik erfordert unterschiedlichste Nadeltechniken und Behandlungsdurchführungen. Das Verkennen der Zustände von Fülle oder Leere und eine an diese Zustände unzureichend adaptierte Behandlungstechnik sind häufige Gründe für eine erfolglose Therapie der Akupunktur.

Bei Leere-Mustern (Mangel) ist eine ergänzende und stärkende Technik anzuwenden. Bei Fülle-Syndromen ist eine verteilende, ausleitende Anwendung erforderlich. Gerade die Akupunkturanwendung unter den speziellen Aspekten der Endometriose bedarf einer besonderen Behandlungserfahrung und kann nicht von allen Therapeuten durchgeführt werden.

Als Patientin sollten Sie darauf achten, dass Ihr Akupunkturtherapeut entsprechend in der TCM ausgebildet und in der Endometriosebehandlung erfahren ist. Alleinige Kenntnisse in der TCM sind dafür nicht ausreichend, und eine falsche Anwendung kann Symptome und Befunde verschlechtern, u. a. indem wirkungsvolle Therapien zeitlich hinausgezögert werden. Hinterfragen Sie deshalb kritisch die Behandlungserfahrung Ihres Therapeuten bei Endometriose.

Vor Beginn der Behandlung mit Akupunktur ist eine schulmedizinische Diagnostik und Diagnosestellung unabdingbar, um nicht andere Ursachen (z. B. eine Tumorerkrankung) zu übersehen. Schulmedizinische Maßnahmen stehen dabei in keinem Widerspruch zur TCM. Im Idealfall kann sich eine gleichzeitige Anwendung von Schulmedizin und TCM ideal ergänzen und den Behandlungserfolg optimieren.

Andererseits sollte der Leidens- und Behandlungsdruck bei der Vielzahl möglicher Beschwerden aufgrund einer Endometriose nicht dazu führen, unverhältnismäßig viele unterschiedliche Therapieansätze zu erwägen. Der Leitspruch »Vieles hilft nicht immer viel« hat hier seine berechtigte Bedeutung!

Die chinesische Arzneimittelkunde

Die chinesische Medizin hat sich in ihrer jahrtausendealten Tradition nicht als einheitlicher Weg entwickelt, wie es häufig dargestellt wird. In ihrer Frühzeit waren Krankheit und Heilung noch sehr verwoben mit mystischen Ansichten, und es bestand ein enger Zusammenhang von Magie, schamanistischen Verfahren und Dämonenglauben. Erst sehr viel später entstand daraus eine »geordnete« Medizin mit einer systematischen Theorie, basierend auf der Lehre von Polaritäten, entsprechend der Yin-und-Yang-Theorie, den Fünf Elementen und der Darstellung eines körperspezifischen Leitbahnsystems.

Erst diese Weiterentwicklungen ermöglichten eine systematisierte Medizin mit differenzierten Therapieansätzen, zu denen die chinesische Arzneimittellehre gehört.

Auch hier war der Weg der Systematisierung keinesfalls immer homogen und systematisch. Erste Texte mit Beschreibungen der Heildrogen gehen auf die Zeitenwende zurück. Durch zunehmende Kontakte und Handelsbeziehungen des alten Chinas mit anderen Ländern und Kulturen wurden auch Heildrogen eingeführt, die nicht in China beheimatet waren.

Bedeutsam in der chinesischen Arzneimitteltherapie ist die therapeutische Einheit der Rezeptur. Während in der Schulmedizin großer Wert auf die Wirkung und Verordnung einer Monosubstanz gelegt wird, therapiert der TCM-Therapeut mit einer Rezeptur, bestehend aus unterschiedlich vielen Einzeldrogen.

Die klassische Rezeptur wird dabei als Grundlage für die Behandlungsrichtung ausgewählt und an die besonderen Behandlungsbedürfnisse der jeweiligen Patientin angepasst.

Neben den Kenntnissen über die Wirkungen der einzelnen Substanzen besteht die Behandlungskunst insbesondere darin, die passenden Wechselwirkungen und das Zusammenspiel unterschiedlicher Einzeldrogen an der konkreten Behandlungssituation auszurichten, um ganz speziell auf die Disharmoniemuster der betreffenden Patientin eingehen zu können und das Syndrom mit der individuellen Wirkung der Rezeptur in Gleichklang zu bringen.

Die vier Positionen

Die Rezeptur in der Arzneimitteltherapie der TCM besteht im Aufbau aus vier wesentlichen Positionen:

- Die Hauptarznei (der Kaiser), die gegen den Befund gerichtet ist und die die Hauptwirkung ausmacht.
- Die Ministerarznei (der Minister), die die Hauptarznei verstärkt und Nebenbefunde bei komplexen Disharmoniemustern berücksichtigt.
- Die Hilfsarznei (der Assistent), die unerwünschte Wirkungen der Hauptarznei ausgleicht und bei komplexen Syndromen korrigiert.
- Die Ausgleichsarznei (der Bote) harmonisiert die Rezeptur insgesamt. Sie dient bei leicht toxischen Substanzen als Puffer und bewirkt die Verträglichkeit der Rezeptur. Ferner ist sie der Bote, der die Wirkrichtung auf einen bestimmten Funktionskreis, ein bestimmtes Organ oder Gewebe lenkt, also die Wirkrichtung bestimmt.

Erfahrene TCM-Therapeuten stimmen die Rezeptur individuell auf die Behandlungserfordernisse der Endometriose und ihre mittels Anamnese und Puls- und Zungendiagnostik erfassten Syndrome ab. Dabei bleibt eine einmal verordnete Rezeptur im Behandlungsverlauf nicht unverändert. Denn sobald sich ein Syndrom ändert, muss auch die Rezeptur daran angepasst werden.

Die Endometriose aus Sicht der TCM

Die Endometriose als eigenständige Diagnose ist in der TCM so nicht bekannt. In der chinesischen Diagnose kommt bei der Zuordnung vielmehr den Syndromen und den funktionellen und symptomatischen Kriterien eine besondere Bedeutung zu. Die Differenzialdiagnose der Endometriose ist dabei schwierig, da auch andere Erkrankungen ähnliche Symptome hervorrufen können.

In den Klassikern der chinesischen Medizin fällt das Muster der Endometriose unter die Medizinkategorien des schmerzhaften Mondflusses (schmerzhafte Regelblutung) und der abdominalen Massen (Ansammlungen und Stau im Bauchraum).

Studien und zahlreiche Behandlungserfahrungen haben gezeigt, dass leichtere Beschwerden der Endometriose mittels TCM beseitigt oder zumindest gelindert werden können. Bei ausgeprägten Beschwerdesymptomen kann die TCM in Kombination mit einer schulmedizinischen Therapie zu einer deutlichen Linderung der Beschwerden führen und insbesondere die Nebenwirkungen schulmedizinischer Behandlungsverfahren reduzieren.

Schwäche der Niere = Leere-Muster

Der Funktionskreis des Elements Wasser mit dem wesentlichen Organ der Niere ist hier besonders betroffen. Dieses Organ und sein Funktionskreis zeigen bei der Erkrankung der Endometriose einen chronischen Schwächezustand (Leere-Muster). Die möglichen Ursachen sind:

- schwere organische Erkrankungen
- unregelmäßiger und belastender Lebenswandel mit chronischer Überarbeitung
- chronisches Einwirken von Kälte

- zahlreiche Schwangerschaften, Aborte und Geburten
- traumatische Erlebnisse in Zusammenhang mit dem Faktor Angst

Die Folge ist ein andauernder Mangelzustand von Qi und Xue (Blut), sodass die Gebärmutter nicht ausreichend versorgt wird.

Hier zeigt sich ein besonderer Aspekt der TCM, bei dem Krankheiten, insbesondere chronische Erkrankungen wie die Endometriose, durch unphysiologischen Lebenswandel entstehen oder unterhalten werden können. Dieser Aspekt der Lebenspflege erhält besondere Gewichtung hinsichtlich der Erhaltung der Gesundheit und des Entstehens und des Verlaufs von Erkrankungen.

Xue- (Blut-)Stau = Fülle-Muster

Hier ist der Stau von Qi und Blut (Stagnation) besonders im Funktionskreis Holz mit dem wesentlichen Organ der Leber betroffen.

Die Leber hat im Verständnis der TCM die wesentliche Aufgabe, zu einem regelgerechten und gleichmäßigen Fluss an Qi und somit dem Blut beizutragen. Mögliche Ursachen für Funktionsstörungen der Leber, die zu einer Qi- und Xue-Stagnation führen, können u. a. sein:

- unregelmäßige Ernährung, Fehlernährung
- Schleimbelastungen des Körpers durch zu viel kalte und unsachgemäße Ernährung
- emotionale Belastungen
- chronischer Stress
- emotionale Unausgeglichenheit, gestaute Emotionen
- Einwirken chronischer Kälte
- lang andauernder Blutmangel

Dieser Fülle-Zustand ist gekennzeichnet durch massive Beschwerden und Schmerzen. Besonders die Leitbahnen im Bereich des Unterbauchs, der Gebärmutter und der Brust können betroffen sein.

Eine häufige Folge ist das Auftreten von Zyklusstörungen, prämenstruellem Syndrom, Schmerzen beim Geschlechtsverkehr und der

Menstruation, Stauungsgefühl und Schmerzen im Unterbauch und der Brust. In der Endometriosebehandlung erfahrene TCM-Therapeuten werden deshalb ihr besonderes Augenmerk auf die Stärkung der Niere, die Bewegung des Blutes und die Beseitigung des Staus richten.

Die Behandlungsstrategien

Im Verständnis der TCM ist die Ursache für die Entwicklung der Endometriose in einem Mangelzustand (Leere) von Qi und Blut zu sehen. Aber die Erkrankung selbst ist durch einen Fülle-Zustand gekennzeichnet, der durch die Stagnation von Qi, Blut und Schleim bedingt sein kann.

Am Beginn der TCM-Behandlung stehen zunächst das Patientengespräch und die genaue Untersuchung. In der TCM-Anamnese werden zahlreiche Befunde erfragt und erhoben, die in der westlichen Medizin eine untergeordnete Bedeutung haben, aber zur Festlegung des chinesischen Musters unabdingbar sind. Dazu gehört, wie auch im späteren Behandlungsverlauf, die Puls- und Zungendiagnose. Mittels dieser Diagnoseform können die Symptome genauer differenziert und den chinesischen Mustern zugeordnet werden.

Wichtig: Keine TCM-Therapie ohne vorherige schulmedizinische Diagnostik und Diagnosestellung!

Da es sich bei der Endometriose um eine zwar nicht heilbare, aber gutartige, meist chronisch verlaufende Erkrankung handelt, besteht der Behandlungsansatz der TCM darin, die Leitsymptome, wie Dysmenorrhoe, chronischer Unterbauch- oder Rückenschmerz, unregelmäßige Menstruation, Fertilitätsstörungen (Unfruchtbarkeit) sowie Nebenwirkungen notwendiger konventioneller Therapie, zu verbessern oder bei geringer Beschwerdesymptomatik zu beseitigen.

Die Anzeichen und Symptome der Patientin sind insbesondere in Relation zum menstruellen Zyklus zu begutachten und zu bewerten. Ein verantwortungsvoller TCM-Therapeut wird sich dabei nie der schulmedizinischen Befundung entziehen, aber gleichzeitig stets bestrebt sein, den Charakter des endometrialen Gewebes und der Symptome aus Sicht der TCM zu interpretieren und zu behandeln.

Qi- und Blutstagnation

Endometriosebedingte Symptome, wie Schmerzen während der Menstruation, chronischer Unterbauchschmerz, unabhängig vom Zyklus auftretende Schmerzzustände, Schmerzen beim Geschlechtsverkehr, Schmerzen beim Stuhlgang, weisen auf die chinesische Syndromdiagnose Qi- und Blutstagnation hin.

Durch die Stagnation werden der Uterus und seine Leitbahnen blockiert, was für die Behandlung endometriosebedingter Fruchtbarkeitsstörungen besondere Bedeutung hat, da die Blockierung dieser Leitbahnen sich auch auf die Funktion der Leitbahnen (Ren-Mai und Chong-Mai) auswirkt, die für die Empfängnis wichtig sind.

Blut-Stagnation und Blutstase, die auf das verursachende Muster verweisen:

- Stagnation durch Kälte
- Ansammlung von Feuchtigkeit und Hitze (Hitze im Blut)
- Stau des Leber-Qi
- Qi- und Blut-Mangel
- Yin-Mangel der Nieren

Als Auslöser wird oft eine Ansammlung von Schleim angesehen, der bei Frauen durch Lebensumstände und Ernährungsgewohnheiten bedingt sein kann. Schleim kann aber auch durch eine ursächliche Blutstase entstehen, wodurch die Leitbahnen blockiert werden. In diesem Fall zeigt sich die Zunge der betroffenen Frau weißlich. Eine Verbindung von Schleim und Blut führt zu einem komplizierten Erkrankungsbild, das nur schwer zu behandeln ist und zu ausgeprägten Blockaden des Qi-Flusses in den Leitbahnen sowie zu extremen Schmerzen, zu Zystenbildung und Verklebungen führen kann.

Die TCM deutet Eierstockzysten bei Endometriose als ein Zeichen für die Ansammlung von Feuchtigkeit und Schleim, der sich mit Blut verbunden hat. Ein wichtiger Bestandteil der Therapie besteht darin, das Blut zu beleben und die Ursache für die Stagnation zu behandeln sowie die Feuchtigkeit auszuleiten.

Druckschmerzhafte, derbe Verhärtungen, die bei der Untersuchung ertastet werden, entsprechen in ihrer Beschreibung der in der TCM geläufigen Definitionen für Massen durch Blutstase.

In der Schulmedizin sind diese Herde oft mit einem gravierenden Beschwerdebild verbunden, entsprechend dem Blutstase-Muster der TCM, das in Verbindung zum menstruellen Zyklus für ausgeprägt starke Schmerzen verantwortlich gemacht wird: Blutstase und eine Ansammlung von Schleim entsprechen einem Füllezustand im Unterbauch.

Bleibt dieser Zustand über lange Zeit bestehen, können sich Zysten am Eierstock, endometriales Gewebe oder auch Myome bilden. Schleim und Blutstase verhindern zudem, dass Qi und Blut die Gebärmutter erreichen können, was zu Funktionsstörungen oder Verklebung der Eileiter führen kann. Die Ursachen der Endometriose und des unerfüllten Kinderwunsches sind nach der TCM im ursächlich gleichen Ansatz zu sehen.

Der Therapieansatz:

- die Leitbahnen wieder durchgängig zu machen
- Qi und Blut zu bewegen
- Schleimbildung zu vermeiden und vorhandenen Schleim auszuleiten
- abdominale Massen zu beseitigen

Besonders das Qi und das Blut in der Gebärmutter und im Unterbauch müssen regelgerecht und ungehindert (ohne Stau) fließen können.

Ein wichtiger Leitgedanke in der Behandlung endometriosebedingter Kinderlosigkeit besteht darin, nicht den Kinderwunsch zu behandeln, sondern den Zyklus selbst und damit Qi und Blut zu regulieren.

Bei ausgeprägten Stasezuständen ist die Akupunktur in der Behandlung der Endometriose alleine oft nicht ausreichend wirksam. Zwar sind geringgradige Beschwerden und Schmerzzustände bei einer zyklusphasengerechten Akupunkturanwendung erfolgreich behandelbar. Bei ausgeprägten Beschwerdezuständen ist vor allem der Einsatz der chinesischen Arzneimitteltherapie angezeigt.

Beispiele für die Behandlung bei Fülle-Muster

Allgemein lassen sich bei Fülle-Mustern folgende Kriterien finden:

Kräftige Körperkonstitution, laute und kraftvolle Stimme, deutliche Schmerzsymptomatik, Abneigung gegen Berührungen und Druck, z. B. bei einer Massage, Völlegefühl, Anspannungs- und Verspannungsgefühl, unregelmäßige Blutungen, Blutungen mit Klumpen (Koageln). In der Zungen- und Pulsdiagnostik zeigen sich meist ein Belag und ein kräftiger Puls.

Leber-Qi-Stagnation und Blutstase

Beim Muster »Leber-Qi« kann es zu einer Blut-Stagnation kommen. Das Blut wird vor und während der Menstruation nicht ausreichend bewegt, was zu Regelschmerzen mit dunklem, klumpigem Blut (Koageln) führt. Je stärker der Regelschmerz, desto intensiver ist die Blutstagnation zu diagnostizieren.

Ursachen können lang anhaltende emotionale Probleme, unverarbeiteter Ärger, Enttäuschung, Wut, Zorn und chronische Stressbelastung sein. Zu den Symptomen gehören prämenstruelle Reizbarkeit, Spannungsgefühl der Brüste, verzögerter Beginn der Blutung, dunkles, klumpiges Blut, einschießende Schmerzen vor und während der Blutung, Unruhe- und Anspannungsgefühl.

In der Zungendiagnostik zeigt sich häufig eine gerötete, bläuliche oder gestaute Zunge. Die Venen unter der Zunge können ein gestautes Aussehen haben, und der Puls tastet sich wie ein gespannter Draht.

Mögliches Vorgehen in der Akupunkturtherapie: MP4, MP6, MP8, Pe6, Le3, Gb34, Di4, Ren Mai6.

Wichtig: Zu beachten ist, dass die Akupunkturpunkte niemals in der Summe angewandt werden dürfen, sondern immer in einer individuellen Auswahl oder Ergänzung, je nach dem vorliegenden Therapiebedürfnis und dem diagnostizierten Syndrom.

Mögliches therapeutisches Vorgehen in der chinesischen Arzneimitteltherapie: Ge Xia Zhu Yu Tang, Jia Wei (Xiao Yao San), Tao Hong Si Wu Tang.

In der chinesischen Arzneimittelanwendung ist es von entscheidender therapeutischer Bedeutung, dass die Heildrogen individuell an das vorliegende Therapiebedürfnis und das diagnostizierte Syndrom angepasst werden.

Kältestagnation

Der Blutfluss wird durch die Kälte verlangsamt und verursacht eine Stagnation des Blutes in den Leitbahnen und in der Gebärmutter. Zu den möglichen Ursachen zählen der Einfluss von Kälte und Feuchtigkeit, u. a. durch ernährungsbedingte Fehler, aber auch durch unangemessene Bekleidung an kalten und feuchten Tagen. Da besonders junge Mädchen und Frauen zu Beschwerden durch Kälte und Feuchtigkeit neigen, sollte beispielsweise auf das Schwimmen vor und während der Periode verzichtet werden.

Zu den Beschwerdesymptomen zählen der stechende Schmerz vor und während der Blutung, der durch Wärmeanwendung gelindert werden kann, klumpig und spärlich fließendes Regelblut sowie kältebedingte Rückenschmerzen und Frieren.

Die Zungendiagnostik zeigt eine vom Farbaspekt her bläuliche Zunge, gestaute Venen unter der Zunge sind möglich, und in der Pulsdiagnostik lässt sich ein verlangsamter Puls als Zeichen für Kälte diagnostizieren.

Mögliches Vorgehen in der Akupunkturtherapie: Ren Mai4, Ren Mai 6, MP6, MP8, Di4.

Die Anwendung von Wärme (Moxatherapie) ist bei dieser Akupunktur erforderlich, um die Kälte zu vertreiben!

Mögliches therapeutisches Vorgehen in der chinesischen Arzneimitteltherapie: Gui Zhi Fu Ling Wan, Sheng Hua Tang, Shao Fu Zhu Yu Tang.

Voraussetzung ist, dass die Arzneimittel individuell an das vorliegende Therapiebedürfnis und das diagnostizierte Syndrom angepasst werden.

Beispiele für die Behandlung bei Mangel-Muster

Allgemein zeigen sich bei Mangelmustern eine schwache Körperkonstitution, Müdigkeit, eine leise und kraftlose Stimme, Antriebslosigkeit, ein diffuser und dumpfer Schmerzcharakter, der sich durch Druck und Massage bessert, schwacher Regelschmerz mit chronischem Rückenschmerz, schwacher Rücken und schwache Knie, Libidoverlust.

In der Zungen- und Pulsdiagnostik finden sich eine blasse Zunge und ein schwacher Puls.

Nieren-Mangel mit Kältezeichen

Eine der möglichen Ursachen ist eine chronische körperliche Überarbeitung. Ebenso können chronische Erkrankungen sowie andauernde Ernährungsfehler durch zu viele kalte Nahrungsmittel dazu führen (s. Kapitel *Diätetik in der TCM*).

Beschwerdesymptome sind tief empfundene, dumpfe Schmerzzustände vor oder während der Menstruation, die durch Anwendung von Wärme gelindert oder beseitigt werden können. Es besteht eine Abneigung gegen Kälte. Die Blutungen sind nur schwach mit Klumpen durchsetzt. Betroffene haben Schmerzen und ein ausgeprägtes Kältegefühl im unteren Rückenbereich und Unterbauch. Viele Frauen empfinden die Menstruation als schwächend.

Die Zungen- und Pulsdiagnostik zeigt einen blassen, bläulichen Zungenbefund, die Zunge kann einen geschwollenen Aspekt aufzeigen und ist feucht. Der Puls ist tief tastbar und fühlt sich schwach an.

Mögliches Vorgehen in der Akupunkturtherapie: Ni7, Bl23, Ren Mai4, Ren Mai6, Ma36, MP6.

Mögliches Vorgehen in der chinesischen Arzneimitteltherapie: Wen Jing Tang, Gui Zhi Fu Ling Wan, Dang Gui Jian Zhong Tang.

Schulmedizin und TCM

Schulmedizinische Maßnahmen stehen zunächst immer im Vordergrund, insbesondere wenn es um die diagnostische Abklärung und Diagnosestellung der Endometriose geht. Auch für die weiteren Maßnahmen in der Behandlung der Endometriose, wie das operative oder medikamentöse Therapievorgehen, gibt es klare Leitlinien und Rechtfertigungen.

Die TCM kann aber alle Behandlungsphasen der Endometriose ergänzend sehr wirkungsvoll unterstützen. In Fällen, wie z. B. einer Endometrioseerkrankung geringerer Ausprägung, bei der die Behandlung der Schmerzzustände und die Verbesserung der Lebensqualität im Vordergrund stehen, kann in Abstimmung mit dem behandelnden Arzt eine alleinige TCM-Therapie erwogen werden.

Daneben lassen sich insbesondere Nebenwirkungen, wie Kopf- und Brustschmerzen, klimakterische Symptome, Hitzewallungen, Schweißausbrüche, trockene Schleimhäute, Schlaf- und Befindlichkeitsstörungen, sehr erfolgreich mit Akupunktur und der chinesischen Arzneimitteltherapie behandeln.

Empfehlungen der TCM zur Lebenspflege

Ein wesentlicher Grund für die Entstehung und die individuelle Ausprägung der Endometriosebeschwerden liegt aus Sicht der TCM in der Neigung zu Stagnation von Qi und Blut. Zahlreiche Faktoren können als auslösende Ursache von Stagnation angesehen werden, die von Frau zu Frau verschieden sind. Eine Stagnation im Funktionskreis der Leber kann das Schmerzempfinden verstärken.

Eine Lebenspflege im Sinne einer inneren und äußeren Harmonisierung der Gefühle und Lebensumstände kann sich positiv auf die Beschwerden auswirken und verstärkende Stagnationszustände vermeiden helfen.

Im Verständnis der TCM sollten bei Regelschmerzen insbesondere Stress, Überforderung, Kälteeinwirkung (kalte Bäder oder Schwimmen in zu kaltem Wasser), kalte Speisen und Getränke, aber auch zu scharfe und heiße Speisen vermieden werden.

Sehr starke Blutungen stellen für den Körper eine Schwächung dar. Diese Leere-Zustände, die oft mit körperlicher Schwäche einhergehen, brauchen aufbauende und stärkende Maßnahmen. Nahrhafte Lebensmittel, wie Kraftbrühen, und warme, stärkende Nahrungsmittel (s. Kapitel *Diätetik der TCM*) sind zum Aufbau von Qi und Blut geeignet. Stress und körperliche Überaktivität sollten in dieser Zeit vermieden werden.

Bei unregelmäßigen Blutungen, die durch Hitze bedingt sein können, sind insbesondere scharfe Nahrungsmittel wie Ingwer, Pfeffer und Zimt zu vermeiden, um keine weitere Hitze zu erzeugen.

Regelmäßigkeit, Vermeidung von Überforderung und Stress, ausbalancierte Phasen von Aktivität und Erholung, regelmäßige Ruhe-, Arbeits- und Essenszeiten können hier die Beschwerden lindern und Zyklen unterstützend regulieren.

DIÄTETIK IN DER TCM BEI ENDOMETRIOSE

Im Verständnis der traditionellen chinesischen Medizin (TCM) ist die Diagnose Endometriose ein komplexes Syndrom mit unterschiedlicher Symptomatik und beispielsweise gekoppelt mit allgemeiner Qi- oder Blut-Schwäche, Kältesymptomen, Hitze, Feuchtigkeit, Schleim, Nierenschwäche (s. Kapitel *Traditionelle Chinesische Medizin*).

Entsprechend den Richtlinien der chinesischen Diätetik können Lebensmittel gezielt zur Unterstützung in der Behandlung endometriosebedingter Symptome wirksam eingesetzt werden und sowohl Schmerzen (Rückenschmerzen, Kopfschmerzen, schmerzende Brüste) als auch Beeinträchtigungen des Wohlbefindens durch Blutverlust, Stimmungsschwankungen, Ängste, Reizbarkeit, Verdauungsbeschwerden, Heißhungergefühle, Blähungen, Wassereinlagerungen, Müdigkeit, häufiges Urinieren während der Menstruation, Erschöpfung bis hin zur Depression sowie Unfruchtbarkeit entgegenwirken. Denn die einem Nahrungsmittel innewohnende Energie wird nach deren Aufnahme im Körper verteilt. So werden Lebensmittel zu Heilmitteln.

Wirksame Lebensmittel für die Symptombehandlung

Die Auswahl der richtigen Lebensmittel ist bei der Symptombehandlung entscheidend. Ähnlich den Arzneistoffen werden Nahrungsmitteln besondere Charakteristika und Wirkungsweisen zugeschrieben, und sie werden in Gruppen eingeteilt:

- entsprechend ihrer thermischen Wirkung: heiß, warm, neutral, kühl und kalt
- entsprechend ihrem Geschmack: süß, sauer, salzig, bitter, scharf
- entsprechend ihrer Wirkrichtung: nach innen, außen, oben, unten oder verteilend

Bei der Ernährung sollte ein ausgewogenes Verhältnis von Lebenssaft (Yin) und Lebenskraft (Yang) beachtet werden.

Yin-Nahrungsmittel wie rohes Gemüse, Tofu, Reis sind energetisch eher kühlend. Yang-Nahrungsmittel – beispielsweise Gewürze, Kartoffeln, Kohlgemüse, Nüsse und Samen – sind eher wärmend.

Durch verschiedene Zubereitungsarten (Pökeln, Rösten, Braten, Garen, Schmoren, in Öl Einlegen) kann die ursprüngliche thermische Wirkung eines Lebensmittels ausgeglichen werden.

Das Prinzip dahinter ist recht einfach:

Eine Tomate – thermisch kalt – wird energetisch wärmer, wenn man sie kurz anröstet, grillt oder zu einer Suppe verkocht. Die wärmenden Eigenschaften können noch verstärkt werden, indem Basilikum oder geröstete Pinienkerne dazugegeben werden.

Wenn Ihnen kalt ist, sollten Sie vermehrt Wärmendes essen und umgekehrt.

Blockade lösend und entspannend auf den Organismus wirken Liebstöckel, Gelbwurz, Wakame, Kren, Orangenschale, Artischocke, Aubergine, unpasteurisierter Essig, Stangensellerie, Sprossen (Alfalfa-, Radieschensprossen), Grapefruit, Gerste.

Omega-3-Fettsäuren wirken gerinnungshemmend und sorgen für eine gute Durchblutung des Gewebes – auch der Gebärmutter. Sie stärken das Immunsystem und sind daher sehr wirksam bei schmerzhafter Endometriose und beim Nachweis von Autoimmunantikörpern und erhöhter natürlicher Killerzellaktivität: Lachs, Hering, Thunfisch, Makrele, bestimmte Saatöle wie Leinsamen, Hanfsamen, Kürbiskerne sowie Bohnen, Oliven und Spinat.

Entzündungshemmend wirken Vitamin C und Bioflavonoide. Gute Quellen dafür sind: Brokkoli, Sprossen, Kohlrabi, Stangensellerie, Petersilie, Kartoffeln, Pastinaken und Beeren. Sie erhöhen auch die Eisenaufnahme und lindern starke Monatsblutungen.

Tomaten, Paprika und Zitrusfrüchte enthalten ebenso Vitamin C, sollten aber von Personen mit Kältesymptomen (z. B. kalte Hände und Füße, Lumbalschmerzen, weiche Stühle) nur in gekochter Form gegessen werden.

Chlorella und Spirulina sind Mikroalgen mit hohem Nährstoffgehalt. Sie wirken positiv auf das endokrine System, das Nerven- und Immunsystem und unterstützen durch ihre Fähigkeit, Schadstoffe zu binden, den Körper bei der Entgiftung und Zellerneuerung, sodass Energie (Qi) und Blut wieder frei fließen können.

Wenn Sie allerdings planen, schwanger zu werden, sollten Sie mindestens ein halbes Jahr vor der Empfängnis keine Mikroalgen zu sich nehmen.

Hülsenfrüchte (Bohnen, Linsen, Fisolen) sind die proteinreichsten pflanzlichen Lebensmittel und besitzen alle wichtigen Inhaltstoffe, die Frauen brauchen (Vitamin B1, B2, B6, E, Folsäure, Eisen, Calcium).

In den Tagen »vor den Tagen« liefern sie wertvolle Energie. Sie wirken entgiftend, beruhigend, leiten Feuchtigkeit aus, stärken die Nierenenergie und beugen so Stimmungsschwankungen, Ängsten, Reizbarkeit und Depressionen vor. Bereiten Sie Hülsenfrüchte als Suppen, Eintöpfe oder Salate zu. Ein Stück Alge (Wakame, Hijiki) bei der Zubereitung von Hülsenfrüchten mitgekocht, wirkt Blähungen entgegen.

Die Schwarze Bohne ist darüber hinaus ein wahrer Jungbrunnen für die Fortpflanzungsorgane und sorgt für gute Eizellqualität.

Betacarotin in Karotten, Erbsen, Spinat und Süßkartoffeln trägt zu einem regelmäßigen Zyklus bei und unterstützt den Schwangerschaftsbeginn.

Angelikawurzel (Dang Gui) reguliert die Hormone und den Menstruationszyklus. In kleinen Mengen (ein Stück) in Suppen, Gemüse oder Hülsenfrüchten mitgekocht, unterstützt die Wurzel die Blutbildung nach einer starken Menstruation.

Empfohlene Ernährungsgewohnheiten

Vermeiden Sie möglichst Lebensmittel aus nichtbiologischem Anbau, um die Aufnahme von Umwelt-Östrogenen (Hormone in der Tiermast, hormonähnliche Umweltgifte in Kunststoffen und Insektiziden) gering zu halten.

Greifen Sie bevorzugt zu regionalem Obst und Gemüse der Saison (kurze Transportwege – weniger Konservierung, mehr Vitamin- und Nährstoffgehalt). Verzichten Sie auf frittierte Speisen, Wellnessgetränke, Süßstoffe, stark zuckerhaltige Speisen und Getränke, Milchschokolade, Weißmehlprodukte, Weizen, Roggen.

Ersetzen Sie gehärtete Öle und Fette einschließlich Margarine durch kalt gepresste Öle.

Salzige Nahrungsmittel, wie Wurst, Schinken, Geräuchertes, Erdnussflocken, Chips und gesalzene Nüsse, trocknen die Körpersäfte aus und können Nachtschweiß, Durst, Angstzustände und Schlafstörungen verstärken.

Fleisch, Milchprodukte, Eier und Erdnüsse enthalten Arachidonsäure, die die Prostaglandinproduktion (Typ PGE2) fördert. Prostaglandine sind hormonähnliche Substanzen, die das Entstehen von Schmerzsignalen und Entzündungsprozessen verstärken und die ein entscheidender Faktor für krampfhafte Schmerzen bei Endometriose sind.

Fertiggerichte und Fast Food enthalten meistens reichlich künstliche Aromen, Konservierungs- und andere Zusatzstoffe und werden deshalb vom Körper oft nicht gut vertragen. Blähungen und Allergien können Symptome dafür sein. Außerdem behindern sie die Aufnahme wertvoller Mineralstoffe!

Genussgifte wie Nikotin, Alkohol, Koffein entziehen dem Körper Mineralstoffe und können Beschwerden, wie Verstopfung und Migräne, begünstigen.

Sind Sie ein Frühstücksmuffel? Unsere Verdauungsorgane erbringen zwischen 5.00 Uhr und 11.00 Uhr energetisch ihre Höchstleistung. Essen kann in dieser Zeit am schnellsten in Energie umgewandelt werden. Ein gekochtes Frühstück ist ein guter Start in den Tag. Es verhindert Süßgelüste, stärkt das Immunsystem, macht belastbarer in Stresssituationen und, warm gegessen, erwärmt es unseren Körper.

Ersetzen Sie die Tasse Kaffee durch eine Tasse Rosmarintee. Er fördert die Durchblutung, regt die Verdauung an, wirkt krampflösend und hilft bei Erschöpfungszuständen, Kopfschmerzen und Kältegefühl.

Eine Tasse Ringelblumenblütentee entspannt am Morgen.

Übermäßige Rohkost und Südfrüchte schwächen das Verdauungsfeuer. Kältegefühl, Blähungen, allgemeines Unwohlsein und Konzentrationsschwäche sind die Folge. Kurzes Dünsten oder Obst als Kompott schaffen Abhilfe.

Ebenso verhält es sich mit frischem Brot in Kombination mit Käse oder Marmelade oder dem viel beworbenen Müsli mit Früchten und Joghurt. Getoastetes Brot mit Avocado und Kräutern oder Müsli, für ca. zehn Minuten in Reismilch gekocht und mit einem Fruchtmus verfeinert, sind gute, schmackhafte Alternativen.

Verwenden Sie bei der Zubereitung von Speisen die verschiedensten Gewürze, wie z. B. Curcuma, Ingwer, Bockshornklee, Koriander. Sie wärmen, lösen Stagnationen und Schleim und regen die Verdauungsdrüsen an.

Genuss und Freude am Essen stehen im Vordergrund!

Die eigenen Ernährungsgewohnheiten zu verändern, braucht Zeit. Geben Sie sich selbst einen Zeitraum von sechs bis acht Wochen, um die Empfehlungen mit manch einem vielleicht noch unbekannten Lebensmittel in den Alltag einfließen zu lassen. Schmecken und fühlen Sie dabei, wie das jeweilige Lebensmittel auf Ihren Körper wirkt. Beachten Sie die Signale Ihres Körpers auf Veränderungen, wie z. B. Verdauung, Schlafqualität, Wärmeempfinden, Leistungsfähigkeit sowie Dauer, Stärke und Regelmäßigkeit der Menstruation. Lassen Sie Ihrer Kreativität bei der Zubereitung freien Lauf! Experimentieren Sie mit neuen Rezepten, schöpfen Sie aus der Fülle dessen, was Ihnen guttut.

REHABILITATION BEI ENDOMETRIOSE

Kraft geben und wieder »stark machen« für das normale Frauenleben

Kraft geben und wieder »stark machen« für das normale Frauenleben mit seinen Anforderungen und Freuden steht für den Begriff »Empowerment«, einem erklärten Ziel von Rehabilitation.

Für Menschen mit chronischen und komplizierten Erkrankungen stellt die Rehabilitation im deutschen Medizinsystem eine Ergänzung zu den kurativen Behandlungsangeboten dar. Medizinische Rehabilitationsmaßnahmen dienen der bestmöglichen Wiederherstellung der Gesundheit und des körperlich-seelischen Wohlbefindens. Wo dieses Ziel nicht erreichbar ist, bedeutet es für die betroffenen Patientinnen »Leben lernen mit Einschränkungen«. Bekannt ist Rehabilitation als Kur nach Krebserkrankungen wie Brustkrebs, bei der die Krankheitsbewältigung im Vordergrund steht, oder bei orthopädischen Leiden, wie z. B. nach Hüftoperation, bei denen Übungsbehandlungen Hauptbestandteil sind.

Für die meist jungen Endometriose-Patientinnen bietet sich gerade nach großen operativen Eingriffen oder bei einem langen, mit Schmerzen und Enttäuschungen verbundenen Krankheitsverlauf eine Rehabilitationsmaßnahme zur körperlichen und seelischen Stabilisierung an, um Kräfte zu sammeln und wieder neu durchstarten zu können.

Nach Angaben der Rentenversicherung nahmen in den letzten Jahren bundesweit nur jeweils 350 bis 370 Endometriose-Frauen eine Rehabilitation in einer gynäkologischen Rehabilitationsklinik in Anspruch. Bei einer Erkrankungshäufigkeit von fünf bis zehn Prozent ist damit die Endometriose als chronisch-gynäkologische Indikation in der Rehabilitation deutlich unterrepräsentiert. Im Vergleich zu anderen Erkrankungen sind sehr viel weniger Anträge gestellt worden. Oder eingereichte Anträge wurden von den Gutachtern möglicherweise abgelehnt, weil die Tragweite der Endometriose unterschätzt wurde. Teilweise wurden Frauen in psychosomatischen oder anderen Fachabteilungen behandelt.

Inzwischen haben sich gynäkologische Rehabilitations-Kliniken auf Endometriose spezialisiert und viele Jahre Erfahrungen mit den Problemen erkrankter Frauen gesammelt. Ich möchte Ihnen als Patientinnen Mut machen, diese Möglichkeiten für sich zu nutzen. Erkundigen Sie sich vorher über das Angebot, wie z. B. das Konzept und die Zahl der behandelten Endometriose-Patientinnen pro Jahr, und nehmen Sie Ihr aktives Gestaltungsrecht als Patientin bei Ihrer Versicherung wahr, wenn Sie eine bestimmte Klinik als für sich besonders geeignet ansehen. Denn auch die Kostenträger sind daran interessiert, dass Sie selbst aktiv am Gesundungsprozess mitwirken können.

Am Beginn einer endometriosespezifischen Rehabilitation stehen die gynäkologische und allgemeinärztliche Untersuchung, verbunden mit einem ausführlichen ärztlichen Gespräch. Die individuellen gesundheitlichen Ziele werden gemeinsam mit der Patientin erarbeitet und die Behandlungsschwerpunkte festgelegt. Therapien und Aktivitäten unterscheiden sich je nach Zeitpunkt der zurückliegenden Operation, aktuellen körperlichen Beschwerden, allgemeinem Trainingszustand, persönlichen Vorlieben, Informationsbedarf und psychischem Befinden.

Im weiteren Rehabilitationsverlauf wird der Gesundungsprozess gemeinsam überprüft, und dabei eventuell auftretende Störungen und Probleme berücksichtigt. Bei Bedarf wird das therapeutische Programm verändert und angepasst.

Bei einer Anschlussheilbehandlung (AHB) nach einem ausgedehnten chirurgischen Eingriff mit Darmbeteiligung und Verwachsungslösungen sind z. B. überwiegend regenerationsfördernde Therapien und zunächst nur eine leichte körperliche Belastung vorgesehen. Ärztliche Visiten, Zwischenuntersuchungen und Laborkontrollen dienen der Überwachung des Heilungsverlaufes.

Bei einer chronischen Schmerzsymptomatik und andauernder starker Erschöpfung wird versucht, eine gute Balance zwischen Aktivität und Entspannung zu finden. Mit Unterstützung von Ärzten und Therapeuten werden verschiedene Ansätze erprobt, die dem Körper guttun können. Auch psychische Faktoren, die die Schmerzen positiv oder negativ beeinflussen, können während des Aufenthaltes bearbeitet werden.

Während der gesamten Rehabilitation ist ein multiprofessionelles Reha-Team zuständig, zu dem außer Ärztinnen und Ärzten, Psychologen, Sport- und Physiotherapeuten auch Mitarbeiter des Sozialdienstes, des Pflegedienstes, der Ernährungsberatung und der Freizeitgestaltung gehören. Im individuellen Wochenplan sind die vorgesehenen Termine für jede Patientin vermerkt. Darüber hinaus bietet eine Rehabilitationsklinik ein gemischtes Programm im Freizeit- und Kreativbereich mit Ausflügen und kulturellen Angeboten an.

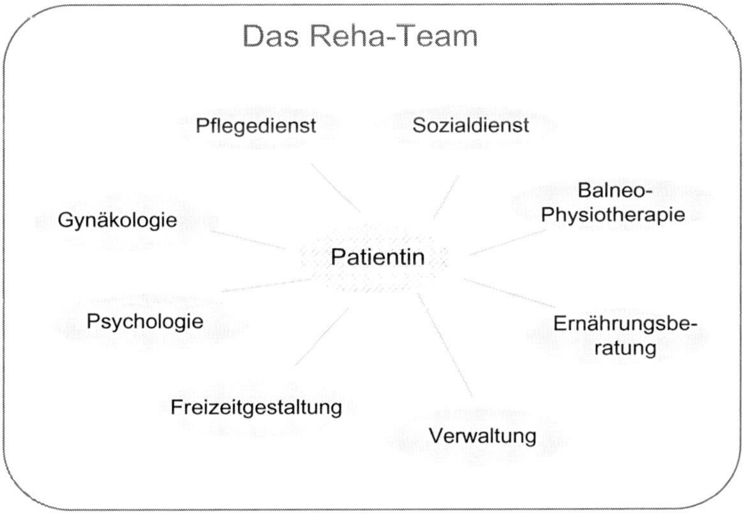

Die Vermittlung von Wissen zum Krankheitsbild in Einzel- und Gruppengesprächen ist wesentlicher Bestandteil einer indikationsspezifischen Rehabilitation. Der Austausch mit Mitpatientinnen erweitert den individuellen Horizont sowohl hinsichtlich der Krankheit an sich als auch anderer weiblicher Lebensthemen und unterstützt den Prozess des Verarbeitens. Daneben werden auch soziale und berufliche

Aspekte der Erkrankung behandelt. So umfasst die sozialmedizinische Aufgabe der Rehabilitation die Beratung zur beruflichen Eingliederung und sozialen Sicherung.

Was bedeutet Kurort-Medizin?

Kurorte liegen in landschaftlich reizvollen Gegenden mit heilklimatischen Effekten, die sich positiv auf die Grundverfassung und das Vegetativum auswirken. Außerdem wird für die Kurpatienten in Parkanlagen und Landschaftsgärten Wert auf die Gestaltung von Natur- und Erholungsraum gelegt. Naturerleben kann nach eingreifenden gesundheitlichen Krisen den Zugang zu wesentlichen Lebensthemen erleichtern.

Abstand vom Heimatort mit allen Anforderungen und Ansprüchen ist besonders für Frauen mit mehreren Aktionsfeldern in Familie und Beruf sinnvoll. In entspannter Atmosphäre tut man sich leichter, neue, unbekannte Wege zu beschreiten, vor allem wenn man mit Gleichgesinnten zusammentrifft und sich gegenseitig unterstützen kann. In der Rehabilitation wurden schon viele lang dauernde persönliche Verbindungen geknüpft.

Und nicht zuletzt geht es auch darum, Lebensfreude und Spaß wiederzuentdecken, auch in der gemeinsamen Freizeit.

Wie ist der Weg zur Rehabilitation?

Auf Rehabilitationsleistungen haben gesetzlich Versicherte einen Anspruch. Zuständig ist gemäß Sozialgesetzbuch entweder die Rentenversicherung oder die Krankenkasse. Privat Versicherte müssen im Einzelfall vorab klären, ob Kur- und Rehabilitationsleistungen in ihren Vertragsvereinbarungen enthalten sind.

Der stationäre Aufenthalt in einer Rehabilitationsklinik dauert in der Regel drei bis vier Wochen und kann als Anschlussheilbehandlung (AHB) bzw. Anschlussrehabilitation (AR) oder im Antragsverfahren erfolgen. Die Rentenversicherungsträger haben für die AHB ein vereinfachtes Verfahren entwickelt. Dazu wird der Antrag bereits während des Aufenthaltes im Akutkrankenhaus gestellt. Bis zum Antritt der Rehabilitation dürfen nicht mehr als 14 Tage vergehen. Durch den Sozialdienst des Akutkrankenhauses wird der Kostenträger ermittelt. Ist die DRV (ehemals BfA) der Kostenträger, erfolgt eine Direkteinweisung. Ist eine andere Rentenversicherung (ehemalige LVA) oder eine Krankenkasse Kostenträger, entscheidet deren medizinischer Dienst über den Antrag und die Klinikauswahl.

Eine Indikation zur AHB nach gynäkologischen Eingriffen (Indikationsgruppe 11 der Kostenträger) besteht bei »ausgedehnter Operation mit kompliziertem Verlauf«.

Bei Endometriose bedeutet das:

- nach größeren Eingriffen am inneren Genitale durch Bauchschnitt oder Bauchspiegelung mit Entfernung von Teilen des inneren Genitales
- bei ausgedehnter Verwachsungslösung
- bei kombinierten urologischen bzw. darmchirurgischen Eingriffen

Bei der Formulierung des Antrages sollte darauf geachtet werden, dass die Komplexität des operativen Eingriffs entsprechend herausgestellt wird. Komplikationen nach Endometrioseoperationen sind z. B. Aufenthalt auf der Intensivstation oder ausgeprägte Blutarmut, noch bestehende Blutergüsse, Funktionsstörungen von Blase und Darm und ein deutlich verzögerter Heilungsprozess bzw. eine depressive Krankheitsverarbeitung.

Endometriosezentren und Akutkliniken bauen im Rahmen des Qualitätsmanagements Kooperationen mit Rehabilitationseinrichtungen auf, um bei der AHB nach größeren operativen Eingriffen zusammenzuarbeiten. Sollten Sie in Ihrer Klinik noch nicht darauf hingewiesen worden sein, sprechen Sie die Frage von sich aus an, damit die Möglichkeit einer AHB überprüft wird. Besser ist es natürlich, sich als Patientin vor einer ausgedehnten OP Gedanken darüber zu machen, da man die Zeit nach dem Krankenhausaufenthalt in der Regel schon vorplant.

Im Unterschied zur AHB muss eine stationäre medizinische Rehabilitationsmaßnahme im Antragsverfahren nicht in einem direkten Zusammenhang mit einem operativen Eingriff stehen. Ein wichtiges Ziel der Rehabilitation ist der langfristige Erhalt der Erwerbstätigkeit. Darüber hinaus soll eine der chronischen Erkrankung angemessene Lebensqualität ermöglicht werden.

Indikation für eine stationäre medizinische Rehabilitationsmaßnahme ist eine Endometrioseerkrankung mit bestehender chronischer Schmerzproblematik und/oder körperlicher bzw. psychischer Destabilisierung des Gesundheitszustandes.

Bei Antragstellung ist es wichtig, die Diagnose »Endometriose« vorrangig an erster Stelle im Antrag zu benennen, damit die Einweisung in eine spezialisierte gynäkologische Einrichtung erfolgt. Auch die Schwere des Verlaufs und die mit der Erkrankung zusammenhängenden körperlichen Funktionsstörungen und Belastungen sollten deutlich beschrieben werden. Bei Ablehnung lohnt sich ein Widerspruch (Frist beachten!), am besten mit beigelegter ärztlicher Begründung.

Ziele und Themen der Rehabilitation bei Endometriose

Themen der Rehabilitation bei Endometriose:

- Suche nach Orientierung (Informationsbedarf)
- Leid- und Leitsymptom Unterbauchschmerz (Narben- und Darmbeschwerden)
- Erschöpfungsdepression und Krankheitsanfälligkeit
- Alltag und Lebensentwurf (Beruf, Partnerschaft, Sexualität und Kinderwunsch)

Rehabilitationsziele bei Endometriose

Vermittlung umfassender Kenntnisse
- über das Erkrankungsbild Endometriose und
- die aktuelle Diagnostik und Therapie
- Orientierungshilfen für den individuellen Weg
- Stärkung der Patientinnenrolle – Arzt-Patientin-Verhältnis (Befähigung zur »informierten Entscheidung«)

Verbesserung der Haltung
- Stärkung der Bauchdecken-, Beckenboden- und Rückenmuskulatur
- Ausgleich von Verspannungen
- Linderung der Funktionsstörungen von Blase und Darm, von Narben- und Verwachsungsbeschwerden
- Verminderung von Unterbauch- und Rückenschmerzen

Verbesserung des weiblichen Körpergefühls
- Steigerung der körperlichen Leistungsfähigkeit, Ausgleich von Trainingsdefiziten
- Gewinnen von mehr Sicherheit und Freude im Umgang mit Bewegung und Sport

Unterstützung bei der Krankheitsbewältigung: »Leben lernen mit der Erkrankung«
- Erarbeitung neuer Lebensperspektiven (hilfreiche Strategien und persönliche Stärken im Umgang mit Sexualität und Partnerschaft, unerfülltem Kinderwunsch, Arbeitsplatz, Hobbys, Freunden)
- Erlernen von Strategien zur Schmerzbewältigung
- Verbesserung der Entspannungsfähigkeit

Verbesserung der depressiven Stimmung
- Beratung zu geeigneter psychologischer Therapie bei starker Beeinträchtigung und individuell belasteter Biografie

Einschätzung der beruflichen Leistungsfähigkeit
- Vermittlung relevanter sozialrechtlicher Kenntnisse wie Schwerbehindertenausweis, ggf. berufliche Neuorientierung

Zugang zu Unterstützungs- und Informationsquellen (Selbsthilfe, Beratungsstellen, Frauengesundheitszentren, Internet, Literatur) und Aufhebung von Vereinzelung und Isolation

Das Besondere an der spezialisierten Rehabilitation ist das Zusammenwirken einzelner unterschiedlicher Behandlungselemente ohne Alltagsbelastungen, verbunden mit integrierten Vorträgen und Schulungen – sogenannten psychoedukativen Anteilen.

Die einzelnen Elemente der Rehabilitation ergeben zusammengefügt ein sinnvolles Ganzes für eine mehrwöchige Maßnahme. Natürlich ist das Rehabilitationsprogramm in den einzelnen Kliniken unterschiedlich gestaltet. Es werden jeweils die therapeutischen Möglichkeiten eingesetzt, für die besondere Erfahrungen bei Endometriose-Patientinnen vorliegen.

Es wäre unter dem Gesichtspunkt der Stabilisierung nicht sinnvoll, in kurzer Zeit eine ständig wechselnde Mischung von Behandlungen auf den Körper wirken zu lassen und alles auf einmal auszuprobieren. Ein regelmäßiger Rhythmus von Bewegung und Entspannung sowie Wiederholungen und Training während einer Kur können einen mittelfristig stabilisierenden Effekt bei Erschöpfung, Schmerzen und Kraftlosigkeit schaffen (Prinzipien der gynäkologischen Physio- und Balneotherapie und der Sporttherapie).

Suche nach Orientierung – Informationsbedarf

In der Öffentlichkeit ist immer noch wenig über die Erkrankung Endometriose bekannt, auch wenn inzwischen in den Medien vermehrt darüber berichtet wird. Gynäkologische Erkrankungen sind nach wie vor ein Tabuthema und das damit verbundene individuelle Leid deutlich unterbewertet.

Die Diagnose Endometriose ist für viele Frauen nach einer langen Zeit der Unsicherheit und des Nicht-verstanden-Werdens zunächst eine Erleichterung. Das gesundheitliche Problem hat endlich einen Namen. Die psychische Bewältigung einer chronischen, schwierig zu behandelnden Erkrankung stellt die einzelne Frau dann jedoch vor große Herausforderungen. Die Verarbeitung einer Erkrankung verläuft typischerweise in mehreren Schritten.

Typische Schritte der Krankheits- bzw. Krisenverarbeitung:

- Nicht-wahrhaben-Wollen: »Ich doch nicht!«, »Ich will gar nichts davon wissen«
- Wut und Ärger: auf sich selbst, den eigenen Körper, die anderen

- aktives Bemühen um Kontrolle über die Situation: Informationen, Orientierung, Suche nach Hilfe und Unterstützung – im Wechsel mit
- depressiver Stimmung, Rückzug: »Hat ja doch alles keinen Zweck«, »Ich schaffe das nicht mehr«, »Keiner kann mir helfen«, schließlich
- Akzeptanz der Erkrankung: Leben lernen mit allen Höhen und Tiefen

Wenn Sie am Beginn der Auseinandersetzung mit der Erkrankung davon lesen, dass Sie am Ende eventuell Einschränkungen akzeptieren lernen, wird es Ihnen sicher noch sehr fremd vorkommen. Auch verläuft der Prozess der Verarbeitung nicht immer in der gleichen Reihenfolge. Gefühle können gleichzeitig oder nacheinander auftreten, manchmal gibt es auch ein Vor und Zurück bei der Verarbeitung.

Hinzu kommt, dass die Endometriose selbst einen schwer vorhersehbaren, wechselhaften, individuellen Verlauf nimmt und lange Pausen einlegen kann, um dann plötzlich wieder auszubrechen.

Betroffene Frauen sind durch Ausdrücke wie »Schokoladenzysten«, »aktive Herde«, »Konglomerattumore«, »Verwachsungen und Verwucherungen«, »vernarbte Eileiter« möglicherweise verunsichert und können die Tragweite der Erkrankung für sich persönlich oft nicht richtig einschätzen.

Die Rehabilitationsmedizin ist ein Arbeitsgebiet, das die Prozesse der Krankheitsverarbeitung und Gesundung ins Zentrum der Betrachtung stellt. Ein Bestandteil von Rehabilitation ist daher die spezielle Wissensvermittlung und Orientierungshilfe durch Schulungen und im persönlichen Einzelgespräch.

Anhand von Abbildungen, Zeichnungen und anderen anschaulichen Methoden werden medizinische Fachbegriffe und anatomische Bezeichnungen erklärt, und die Medizinersprache wird so gut wie möglich allgemein verständlich übersetzt.

Folgende Themen werden bei Endometriose erarbeitet und in ihrer Bedeutung diskutiert:

- Grundlagen der weiblichen Anatomie und des weiblichen Zyklus
- Erscheinungsformen der Endometriose
- diagnostische Verfahren
- Prinzipien operativer Verfahren
- postoperative Funktionsstörungen
- medikamentöse Therapien, Hormonbehandlung
- Schmerzbehandlung
- alternative Therapien
- Möglichkeiten der Selbsthilfe

Im weiteren Verlauf der Erkrankung werden Untersuchungen und Kontrollen notwendig sein, die die betroffenen Frauen realistisch einschätzen sollten. Auch das therapeutische Dilemma von Krankheitsaktivität und Kinderwunschbehandlung wird angesprochen. Parallel zu Gesprächen können Buch-, Literatur- und Internetempfehlungen die jeweiligen Themen vertiefen. Patientinnen können im eigenen Tempo nachlesen, was sie gehört haben.

Für die Zukunft ist es wichtig, zu erkennen, was auf eine verstärkte Krankheitsaktivität hinweist, wann mehr Behandlung notwendig wird und wann man eine abwartende Haltung einnehmen muss, um nicht überzutherapieren. Patientinnen können mit den Ärzten ihres Vertrauens die Behandlungsalternativen abwägen lernen und entscheidend zu einem verbesserten Krankheitsmanagement beitragen.

Nur wenn Art, Ursache und Folge der chronischen Erkrankung wirklich verstanden werden, sind Patientinnen in der Lage und willens, Eigenverantwortung in der Therapie zu übernehmen und ihr Recht als informierte Patientin wahrzunehmen.

Leid- und Leitsymptom Unterbauchschmerz, Narben- und Darmbeschwerden

Einige der an Endometriose erkrankten Frauen kennen die Zeit der Periode gar nicht anders als mit heftigsten Schmerzen, bei anderen haben sich die Beschwerden mit der Zeit entwickelt. Den meisten

Frauen ist gemeinsam, dass sie diesen Schmerzzustand bereits etliche Jahre ausgehalten haben, bevor die Erkrankung Endometriose festgestellt wurde. Eine Zeit, in der sie von ihrer Umgebung unter Umständen kritisch beäugt wurden, weil sie »mit ihren Tagen« nicht besser zurechtkamen.

Teilweise wird die Endometriose ohne Schmerzsymptome im Rahmen der Diagnostik eines unerfüllten Kinderwunsches entdeckt. Die Vielfalt an Symptomen macht die Diagnosestellung für behandelnde Ärzte schwierig. Alle Zeichen der Erkrankung können auch andere Ursachen haben. Durch den Sitz von Endometrioseknoten im Douglas-Raum hinter der Gebärmutter kann es zu Schmerzen beim Geschlechtsverkehr kommen. Die Schilderung dieser Symptome kann ebenfalls auf eine falsche Fährte führen, wenn die Erkrankung nicht bekannt ist und die Beschwerden als Ausdruck einer problematischen Partnerschaft gewertet werden.

Ob und wenn ja inwieweit Endometriose mit psychischen Konflikten zusammenhängt, ist bislang nicht bewiesen. Sicher ist dagegen, dass Wut und Ärger bei Endometriose-Frauen eine Reaktion auf die vielen Jahre mit Schmerzen und unerfülltem Kinderwunsch sein können.

Ursachen der organischen Schmerzen bei Endometriose

Ein Teil der Schmerzen bei aktiver Endometriose wird durch Prostaglandinausschüttung der Endometrioseherde selbst und bestimmter Fresszellen (Makrophagen) im Zuge der Abwehrreaktion des Immunsystems verursacht. Verstärkte Gebärmutterkrämpfe, teilweise auch Magen-Darm-Beschwerden wie Krämpfe und Durchfälle werden durch die hohe Ausschüttung dieser (und anderer) Botenstoffe erklärt.

Eine medikamentöse Schmerztherapie, die an diesem Vorgang ansetzt, ist im Kapitel *Die medikamentöse Therapie der Endometriose* beschrieben. Bei ca. 60 Prozent der Frauen mit Endometriose treten Darmbeschwerden auf. Blasenbeschwerden sind seltener und oft nur vorübergehend. Andere Herde, z. B. größere Eierstockzysten, lösen ziehende Schmerzen durch Druck auf die Umgebung aus. Auch kleine Herde bewirken möglicherweise starke Schmerzen, abhängig von der Aktivität und der Lage des Herdes sowie der Nervenversorgung des betroffenen Gewebes.

Beim Abheilen von Entzündungsvorgängen, wie sie im weiteren Sinn die Endometriose darstellt, entsteht Narbengewebe. Jeder inaktivierte Endometrioseherd wird letztlich eine kleinere oder größere Narbe. Innere Narben im Bereich des Bauchraums führen dazu, dass Organe, die unmittelbar aneinanderliegen, miteinander verkleben können. Diese Verwachsungen sind unmittelbar an die Heilungsvorgänge gebunden, z. B. direkt nach einer Entzündung, treten aber auch nach chirurgischen Eingriffen auf.

Wenn die Darmschlingen danach nicht mehr frei verschiebbar sind, können Darmbewegungen und Blähungen heftige Dehnungsreize auf das Bauchfell auslösen. Sinnvoll ist dann, blähende Speisen zu meiden und für einen gleichmäßigen Stuhlgang zu sorgen.

Narbengewebe ist nicht so elastisch wie das Ursprungsgewebe, sodass bei körperlicher Anstrengung oder bestimmten Bewegungen Schmerzen in der Bauchdecke oder im Becken entstehen. Auch in den Haltebändern der Gebärmutter kann es infolge abgeheilter Endometrioseherde zu ausgeprägten Narben kommen. Schweres Heben oder tiefes Eindringen beim Geschlechtsverkehr können dann unangenehme oder schmerzhafte Empfindungen auslösen. Aktive Herde verursachen in der Regel viel heftigere Schmerzen als inaktive oder als das Narbengewebe. Alte Narben müssen nicht zwangsläufig dauerhaft Beschwerden verursachen und beruhigen sich oft vollständig.

Rückenschmerzen im »Kreuz« können aus dem Becken und von der Gebärmutter ausstrahlen. Sie werden deshalb manchmal gynäkologische Rückenschmerzen genannt. Einige Frauen haben in Verbindung mit ihrer Periode heftigste Schmerzen im Kreuzbeinbereich. Schmerzen können weiterhin im gesamten Rückenbereich durch reflektorische Verhärtungen der Muskulatur infolge der Becken- und Bauchbeschwerden entstehen. Die unausgewogene Haltung (Schonhaltung), die man einnimmt, wenn es wehtut, führt zu Verspannungen im gesamten Bewegungsapparat bis hin zu Kopfschmerzen. Aktivitäten und Therapien, die die Balance wiederherstellen, beheben gleichzeitig die Schmerzen.

Einflüsse auf das Erleben von Schmerzen aus psychologischer Sicht

Das Schmerzempfinden ist individuell von Mensch zu Mensch sehr unterschiedlich. Selbst bei gleichen organischen Veränderungen, wie z. B. inneren oder äußeren Narben, kann eine Frau heftigste Schmerzen, wenig oder überhaupt keine Beschwerden haben. Möglicherweise liegt eine unterschiedliche Veranlagung dafür vor.

Darüber hinaus spielt es eine Rolle, wie die Erfahrungen als Kind im Umgang mit Schmerz waren, ob die Erziehung eher in Richtung »hart sein gegen sich selbst« ging oder ob kleine Ereignisse dramatisiert wurden. Es ist bekannt, dass in der Vergangenheit erlittene Schmerzen, z. B. durch körperliche Misshandlungen in der Kindheit und traumatisierende Verletzungen durch sexuelle Übergriffe, die Körperwahrnehmung und Schmerzempfindung dauerhaft prägen können. Der kulturelle Zusammenhang, in dem wir leben, beeinflusst ebenfalls unsere Gefühle, unser Denken und damit unsere Wahrnehmung. Schmerz als Teil des Leides, das es zu erdulden gilt, oder als Aufgabe, Schuld abzuarbeiten, sind Aspekte solcher Denkmuster. Die weibliche Rolle, zu leiden, unter Schmerzen zu gebären, schreibt Schmerz und Passivität fest, wo auch Arbeit, Kraft und Aktivität stehen können (in der englischen Sprache heißen Geburtswehen heute noch »labour« = Arbeit).

Schmerzen, die als bedrohlich und unvorhersehbar eingeschätzt werden und von denen wir glauben, dass wir sie nicht beeinflussen können, werden als viel stärker und quälender empfunden. Menschen, die zu Katastrophendenken neigen, benötigen häufiger professionelle Hilfe, um den Kreislauf von Spannung, Angst und Schmerzverstärkung zu durchbrechen.

Es gibt zusätzlich zur Gesprächstherapie psychologische Methoden, um Schmerzen nicht übermächtig werden zu lassen. Entspannungstrainings sind nachgewiesenermaßen hilfreich, ebenso wie ausgleichende Bewegung.

Akuter Schmerz – chronischer Schmerz

Akuter Schmerz ist ein wichtiges Warnsignal des Körpers. Wenn die Ursache gefunden und behoben ist, z. B. die Entfernung eines entzündeten Blinddarms, sind die Schmerzen vorbei. Die Bedeutung ändert sich, wenn Schmerzen immer wiederkehren, wenn sie chronisch werden. Dabei ist es gleichgültig, ob die Schmerzen eine plausible organische Ursache haben oder ob sie nach Ausheilung einer Krankheit weiterbestehen. Bei einem Teil von Schmerz betroffener Menschen kann man keine fassbare Ursache finden, trotzdem haben diese Menschen echte Schmerzen, die mit Leiden verbunden sind. Die Definition von Schmerz in der Fachsprache bezieht alle diese Gesichtspunkte mit ein: »Schmerz ist ein unangenehmes Sinnes- und Gefühlserlebnis, das mit aktueller oder potenzieller Gewebsschädigung verknüpft ist bzw. mit Begriffen solcher Schädigung beschrieben wird.«

Immer ist Schmerz ein Zustand, der den ganzen Menschen betrifft, Körper und Seele, unabhängig davon, ob die Ursache mehr organisch oder mehr seelisch ist. Chronischer Schmerz wird von Ärzten und Psychologen auch als eigenständige Krankheit bewertet (Schmerzkrankheit).

Methoden zur Verbesserung körperlicher Beschwerden

Körperliche Bewegung ist ein bewährter Baustein einer umfassenden Rehabilitationstherapie bei Schmerzen und Erschöpfung (»In der Bewegung liegt die Überwindung der Schmerzen«). Bewegung bringt dem Körper andere Sinneserfahrungen, verbessert die Durchblutung, baut Muskeln auf, reguliert das Gewicht und verbessert die Stimmung. Stoffwechselprozesse werden aktiviert, und belastende oder schädliche Substanzen werden schneller abgebaut, das Immunsystem wird positiv beeinflusst.

Für Menschen, die sich mit ihren Schmerzen zurückgezogen haben, ist es zunächst eine Überwindung, wieder körperlich aktiv zu sein. Nach längerer Ruhigstellung des Körpers kommt es natürlicherweise am Anfang jedes Trainings zunächst zu einem leichten bis mäßigen Anstieg der Schmerzen, der aber wieder nachlässt. Auch muss jede Patientin individuell herausfinden, wie sie ihre Aktivität in kleinen Schritten wieder steigern kann.

Bewegungstherapie

Bei Narben im Bereich der Bauchdecke und des Beckens und z. B. starken Rückenschmerzen ist eine geeignete Krankengymnastik unter Anleitung sinnvoll. In Rehabilitationskliniken kennt man sich mit den Problemen gynäkologisch operierter Frauen aus und bietet spezielle Gruppen- und Wassergymnastik an. Ziel ist die Wiederherstellung des durch Krankheit und Operation gestörten harmonischen Zusammenspiels von Rücken, Bauchdecke, Beckenmuskulatur und Beckenboden.

Im Wechsel von Spannung und Entspannung werden verlorene Muskelfunktionen angesprochen, durch Reflexbahnen kommt es zu einer Beeinflussung der inneren Bauchorgane. Von den Übungen profitieren auch die Blase und der Darm. Durch Verminderung der Verkrampfung und durch eine verbesserte Körperwahrnehmung werden sexuelle Funktionen neu belebt.

Verbreitete Bewegungstherapien aus der chinesischen Medizin sind *Qigong* oder *Tai-Chi*.

Andere Verfahren bei chronischen Schmerzpatienten sind z. B. die *Feldenkrais-Methode* sowie verschiedene Formen von *Atemgymnastik*. Alle Bewegungen, die mit Freude verbunden sind, wie erholsame Spaziergänge oder auch Tanzen, Bauchtanz oder Musikgymnastik, sind hoch wirksame Therapien, vor allem wenn sie gemeinsam mit anderen in einer Gruppe durchgeführt werden.

Viele Ausdauersportarten eignen sich für die Weiterführung körperlichen Trainings (Schwimmen, Radfahren, Skilanglauf, Walking, Aquajogging usw.). Zwei bis drei Mal 45 Minuten wöchentlich reichen.

Frauen mit Unterbauchschmerzen bei Endometriose sagen, dass sie kräftige Erschütterungen, wie sie beim Jogging entstehen, eher nicht so gut vertragen. Eine feste Regel lässt sich daraus jedoch nicht ableiten. Genauso wenig ist Leistungssport oder irgendeine Sportart als solche gefährlich oder ungefährlich. Wichtig sind angemessene Trainingsintervalle sowie Phasen von Entspannung und Erholung. Auch Bewegungsmuffel möchte ich zu Veränderungen in ihrem Alltag inspirieren: Jeder Schritt, jede Treppe, jede kurze Bewegungspause am Schreibtisch, die Sie täglich als Bewegung einbauen, zählt positiv auf dem Bewegungskonto.

Dem Darm Gutes tun – Ernährungsberatung

Viele Endometriose-Patientinnen beschäftigen sich zwangsläufig wegen der Beschwerden mit dem Thema Ernährung. Ist der Darm durch Vernarbungen und Verwachsungen nicht mehr so frei beweglich wie früher und neigt zu Blähungen und Krämpfen, kann eine veränderte Kostzusammenstellung helfen. Durch eine gezielte Auswahl der Nahrungsmittel, regelmäßiges Essen sowie ausreichend Flüssigkeit wird die Darmfunktion deutlich verbessert. Echte Nahrungsmittelunverträglichkeiten sind von dieser Empfindlichkeit abzugrenzen, dazu benötigt es eine entsprechende Diät. Inwieweit Ernährung auf den Verlauf und die Entstehung von Herden Einfluss nimmt, ist letztlich noch nicht abschließend geklärt.

Massagen – der Einfluss kundiger Hände auf Wohlbefinden und Schmerzen

Die Wirksamkeit der einzelnen manuellen Methoden ist individuell unterschiedlich und natürlich auch vom Behandelnden abhängig. Der direkte Körperkontakt und die menschliche Zuwendung vermitteln über die reine Technik hinaus ein positiveres Körpergefühl und vermindern damit ebenfalls Schmerzen. Einige Methoden möchte ich Ihnen im Einzelnen vorstellen.

Die *Bindegewebsmassage* arbeitet mit Verschiebungen des Unterhautbindegewebes und setzt vegetative Reize. Diese intensive Therapie kann bei Menstruationsstörungen und Unterbauchschmerzen einen günstigen Einfluss haben.

Bei der *Reflexzonenmassage* wird die Reflexverbindung zwischen den Organen und der Körperoberfläche genutzt, um so Schmerzen und Verkrampfungen der inneren Organe zu beeinflussen und Spannungen zu lockern. Die Bindegewebsmassage kann auf Rezept verordnet werden. Zahlreiche andere Verfahren beruhen auf ähnlichen Wirkprinzipien und beschreiben sie mit Worten wie »Blockadelösung« oder »Wiederherstellen gestörter Energieflüsse«. Etwas aus dem Gleichgewicht Geratenes soll wieder in Einklang gebracht und der Körper dabei unterstützt werden.

Auch Therapien wie *Akupressur* aus der TCM, *Shiatsu* aus der japanischen Heilkunde und andere Verfahren haben sich bewährt. Die Wirkung der Massage kann durch die Verwendung spezieller ätherischer Öle (Duft- und Aromastoffe) noch verstärkt werden. Manche Handgriffe eignen sich gut zur Selbstbehandlung oder Partnermassage und können bei ausgebildeten Therapeuten erlernt werden.

Die *Osteopathie* arbeitet an den Verbindungsstellen von Knochen, Muskeln und Nerven und hat sich bei der Behandlung endometriosebedingter Beckenschmerzen (z. B. durch Narben) gut bewährt. *Craniosacraltherapie* ist eine Sonderform der Osteopathie, die stärker Wirbelsäule und Kopf in die Behandlung einbezieht.

Physikalische Therapien – Kräfte der Natur

Wärme- und Kälteanwendungen, Packungen, Bäder und Güsse bedienen sich natürlicher physikalischer Kräfte. Eine Vielzahl von Möglichkeiten steht zur Verfügung, die dabei helfen, die Körperreaktionen zu aktivieren bzw. zu harmonisieren. Warme Sole- und Kohlendioxidbäder, Teilbäder und Sitzbäder bewirken eine Durchblutungssteigerung und Krampflösung, warme Fußbäder haben einen günstigen Einfluss auf die Bauch- und Beckenorgane. Bei ansteigenden Bädern wird die Temperatur langsam erhöht.

Den Bädern werden teilweise entspannende oder anregende Öle und Pflanzenextrakte zugesetzt. Wechselbäder bestehen aus abwechselnden (etwas häufigeren) Wärmephasen mit (kürzeren) Kaltphasen. Kalte Bäder, Güsse und Wassertreten (Kneippkur) können zum Training der Blutgefäße und zur Stoffwechselanregung angewendet werden, nicht jedoch bei akutem Menstruationsschmerz.

Rhythmische, regelmäßige Reize werden bei Kuren über einen festgelegten Zeitraum zur vegetativen Umstimmung im Rahmen eines Kurplans verordnet. Auch zu Hause erreicht man einen längerfristigen Effekt nur durch regelmäßige Anwendungen. Im Einzelfall sollte jede Frau für sich erproben, was hilfreich ist. Viele kennen die entspannende Wirkung eines warmen (oder heißen) Wannenbades auch im akuten Stadium. Bäder und Packungen (aus Heilschlamm, Fango oder Moor), die als Heilmittel in Kurkliniken angewandt werden, gibt es auch als Fertigpräparate im Handel.

Warme Leibwickel, die mit einem Sud aus Pflanzenauszügen getränkt sind oder Pflanzenbestandteile enthalten, können ebenfalls helfen. Hier wird bei Unterbauchschmerzen vor allem der Heublumensack eingesetzt. Einfache Hausmittel sind die gute alte Wärmflasche oder ein Körnerkissen. Die Wärme kann vom Bauch, vom Rücken oder vom Scheidenbereich aus die Wirkung in die Tiefe entfalten. Frauen, denen Wärme subjektiv unangenehm ist, können auch lauwarme oder kalte Kompressen und Packungen verwenden.

Beispiele für andere physikalische Verfahren: *Ultraschall* kann Unterbauchbeschwerden, auch bei Verwachsungen, positiv beeinflussen, da er eine milde Wärme in der Tiefe sowie eine leichte Vibrationsmassage erzeugt. Bei *TENS* (transkutane elektrische Nervenstimulation) werden von einem kleinen tragbaren Gerät niedrige Stromimpulse über Klebeelektroden an die Haut abgegeben. Diese Impulse »reizen« die Nerven, und die Schmerzleitung wird gehemmt. Die Methode ist gut erprobt und kann nach Anleitung durch Fachpersonal zur Selbstbehandlung eingesetzt werden.

Psychologische Unterstützung und Entspannungsverfahren

»Wir sind doch nicht im Kopf krank, sondern im Bauch!«, sagen viele Endometriose-Patientinnen, wenn ihnen zu begleitender psychologischer Hilfe geraten wird.

Psychotherapie im engeren Sinn beschäftigt sich mit schwierigen individuellen und familiären Lebensentwicklungen, aktuellen und ungelösten Konflikten, mit Suchtproblematik, Ängsten, Depressionen und Krisensituationen. Es gibt unterschiedliche Psychotherapieschulen und Therapeutenpersönlichkeiten. Auch zur Lebenszielplanung als Coaching und für die Verarbeitung schwieriger gesundheitlicher Probleme sind psychologisches Wissen und professionelle Beratung sehr gut geeignet. Einige Frauen sehen im Zusammenhang mit Endometriose Psychotherapie als sinnvoll an, um sich und ihre Lebenszufriedenheit zu stärken und sich in ihrem Körper wieder wohlzufühlen. Manche Frauen beobachten auch einen Zusammenhang zwischen dem Auftreten der Endometriose und bestimmten Spannungen oder Konflikten im privaten oder beruflichen Umfeld.

In der Rehabilitation kann man im Beratungsgespräch mit der Psychologin Bilanz ziehen, die anstehenden Fragestellungen sortieren und Strategien für den weiteren Lebensweg entwickeln.

Unterschiedliche psychologische Entspannungstechniken helfen, Stress und Spannung abzubauen, und sind fester Bestandteil einer Rehabilitation. Grundsätzlich können die Methoden eher von Körperübungen oder von Vorstellungsübungen ausgehen. Es ist ratsam, sich zunächst kompetente Anleitung bei ausgebildeten Trainern zu holen, damit bei auftretenden unangenehmen oder bei als bedrohlich empfundenen Gefühlen eine erfahrene Person anwesend ist. Später können viele Techniken selbstständig durchgeführt werden, manche auch als abgewandelte Kurzentspannung in Schmerz- und Spannungssituationen.

So ist die *progressive Muskelentspannung* nach Jacobson, die mit der Anspannung und Entspannung von Muskelgruppen arbeitet, ein vielfach erprobtes Verfahren und im Verhältnis leicht erlernbar.

Beim *autogenen Training* (AT) werden mittels Selbstsuggestion Organfunktionen wie Puls und Wärmeempfinden gesteuert, die sonst dem Willen nicht zugänglich sind. Das AT benötigt aber meist mehr Übung und liegt nicht jedem Menschen gleich gut.

Die bewusste Wahrnehmung des Atemflusses und dessen Lenkung kann vegetative Körperfunktionen beeinflussen, Emotionen lösen und entspannend wirken. *Biofeedback* ist eine Entspannungsmethode, bei der Geräte zur Verbesserung der Wahrnehmung zwischengeschaltet werden (Feedback = Rückmeldung). Der Puls, die Atmung, die Muskelspannung u. a. können auf dem Bildschirm betrachtet oder als Ton gehört werden.

Manchen Menschen ist *Yoga* gut zugänglich, und eine besondere Form bei Menstruationsbeschwerden ist das sogenannte *Luna-Yoga*.

Meditationstechniken führen in eine spirituell-religiöse Ebene und zugleich in einen körperlich tief entspannten Zustand. Die Schmerzempfindung kann vollständig ausgeschaltet sein, vegetative und regenerative Vorgänge stabilisieren sich.

Imaginative Techniken, wie *Visualisierungen*, bedienen sich innerer Bilder, die sich aus Erlebtem, der Gefühlswelt und kreativer Fantasie zusammensetzen. Die Vorstellung ruhiger, positiver Szenen vermindert Angst und Schmerzen, und die Lenkung der Kraft in Richtung Gesundung kann die Selbstheilung stärken. Eine Methode, in der diese Technik für Endometriose ausgearbeitet wurde, ist die *Methode Wildwuchs*.

Schmerzbewältigungsprogramme haben zum Ziel, einen guten Lebensrhythmus zu finden. Sie bestehen aus einem umfassenden informativen Teil über das Schmerzgeschehen und Möglichkeiten psychologischer Schmerzkontrolle sowie dem Erlernen von Entspannungstechniken und Methoden zur Veränderung der persönlichen Einstellung gegenüber dem Schmerz. Diese integrativen verhaltenstherapeutischen Konzepte haben sich als Gruppenprogramm im Umgang mit chronischen Schmerzen bewährt.

Themen in der Einzel- und Gruppenberatung

- Lebensplan Kinder – wie umgehen mit unerfülltem Kinderwunsch?

Viele Patientinnen stellen im Zusammenhang mit ihrer Erkrankung und der gehäuft damit verbundenen Kinderlosigkeit ihren Wert als Frau infrage. Der Kinderwunsch verschwindet nicht einfach mit der Gebärmutterentfernung oder mit der Kenntnis darüber, dass die Eileiter verschlossen sind. Zusammen mit anderen Frauen gelingt es leichter, sich neu zu orientieren, sinnvolle Lebensalternativen zu suchen und aus der gesellschaftlichen Isolation herauszufinden. Manchmal entschließen sich Frauen am Ende des Reha-Aufenthaltes bewusst und selbstbestimmt, keine (erneute) Kinderwunschbehandlung mehr zu versuchen. Frauen mit Kinderwunsch werden informiert, welche Wege zur Realisierung für sie noch offenstehen.

- Partnerschaft und Sexualität

Indem Patientinnen sich ernst genommen fühlen, wächst das Vertrauen und steigt das Selbstwertgefühl. Dieser Effekt ist eine wichtige Voraussetzung für eine Beratung zur Sexualität. Im Einzelgespräch, je nach Untersuchungsbefund, werden konkrete Anweisungen für Stellungen zur Vermeidung von Schmerzen beim Verkehr gegeben, die für die Neuorientierung im partnerschaftlichen Zusammensein nützlich sind. Auch der Hinweis, dass keine schmerzhaften Herde vorhanden sind und die Schmerzen eher durch Spannungen und Verkrampfungen entstanden sind, hilft für die Zukunft weiter.

Schmerzen durch Endometriose beeinflussen oft das sexuelle Erleben, die verschiedenen Hormontherapien können die Lust auf Sex zusätzlich bremsen, depressive Stimmung und Erschöpfung sind ebenfalls nicht gerade lustfördernd.

Es benötigt Sensibilität und Kreativität bei beiden Partnern, um die richtige Art und das richtige Maß ausprobieren zu können. Der wichtigste Schritt ist Offenheit (»Let's talk about sex«). Die medizinische und psychologische Beratung während der Rehabilitation ermutigt Frauen dazu. Gleichzeitig werden das Körpergefühl und die Stimmungslage positiv beeinflusst. Vertrauensvolle Gespräche mit Gleichbetroffenen bieten eine weitere Möglichkeit, sich dem Thema zu nähern.

Der gemeinsame Alltag ist bei vielen Paaren und Familien geprägt von den guten und den schlechten Zeiten mit Endometriose. Eine gemeinsame Belastungsprobe, die es zu meistern gilt.

Den Alltag meistern: Persönliche Ressourcen und Stärken

Es ist hilfreich, in Krisenzeiten auf bewährte Strategien zurückzugreifen. Jede Frau hat ihre persönlichen Stärken und Ressourcen, die sie dafür sinnvoll einsetzen kann. Manche Fähigkeiten gilt es auch neu zu entdecken oder zu reaktivieren.

Negativzuschreibungen, wie »Es hat ja doch alles keinen Zweck« oder »Keiner kann mich verstehen«, verstärken negative Gefühle und wirken wie eine Spirale nach unten. Die Wahrnehmung auf Positives zu lenken – auf andere Themen außerhalb von Krankheit und Schmerz – kann bewusst zur Problemlösung eingesetzt werden.

Hobbys, Talente und die kleinen Freuden des Alltags setzen andere Akzente, und es ist bekannt, dass Menschen, die sich sozial eingebunden fühlen, leichter kritische Lebensphasen annehmen können.

Unterstützung von anderen Menschen angemessen einzufordern und annehmen zu können, ist ebenfalls eine wichtig Eigenschaft, die geübt werden kann. Offene Worte an Freunde und Familie sind notwendig, damit die anderen auch wissen, was sie für Sie tun können und wann Sie lieber in Ruhe gelassen werden möchten.

▶ Die Frauengruppe als soziales Netz

Soziale Unterstützung nimmt aus wissenschaftlicher Sicht eine Schlüsselposition für die Erhaltung von Wohlbefinden und Gesundheit ein. Frauen fällt es offensichtlich sehr viel leichter, miteinander ins Gespräch zu kommen und sich über wichtige Fragestellungen und Gefühle auszutauschen. Während der gemeinsamen Wochen in einer Rehabilitationsklinik ergeben sich vielfältige Möglichkeiten, andere Endometriose-Patientinnen kennenzulernen. Verbindende Lebensthemen zeigen sich auch mit Frauen anderer Diagnosen.

Konzeptuell sind Frauengruppen sinnvoll in den Rehabilitationsprozess einzubinden. Das Bad Salzufler-Modell baut auf diesem Leitgedanken auf.

Sozial- und Arbeitsplatzberatung

Viele der von Endometriose betroffenen Frauen sind berufstätig und möchten es weiterhin bleiben. Sollten sich andere Lebenspläne mit Kindern nicht verwirklichen lassen, ist es doppelt wichtig, einen Bereich zu haben, der dem Leben Sinn und Inhalt gibt.

Die Erkrankung kann am Arbeitsplatz zu Schwierigkeiten führen, denn Arbeitsausfallzeiten führen im Betrieb zu personellen Engpässen. Stress mit Kolleginnen und Kollegen und mangelndes Verständnis für »die Sache mit dem Unterleib« erschweren die Bedingungen, wenn man sowieso schon angeschlagen ist. Es gibt keine allgemeingültige Lösung. Jede Frau muss für sich eine der Situation angepasste Strategie finden. Klärende Gespräche über die Krankheit und die Folgen können helfen, sind aber nicht immer möglich. Personalvertretung und Betriebsarzt können um Hilfe gebeten werden. Manche Frauen profitieren von einer vorübergehenden Reduzierung ihrer Arbeitszeit oder von einer Versetzung innerhalb des Betriebes an einen ihrer Belastungsfähigkeit angepassten Arbeitsplatz.

Der Schutz durch die Gemeinschaft und die weitestgehende Teilhabe am gesellschaftlichen Leben sind Grundgedanken der Sozialgesetzgebung für Menschen mit Behinderungen. Ziel der Rentenversicherungsträger ist es, chronisch erkrankten Menschen durch die Rehabilitation den Erhalt oder die Wiederherstellung der Erwerbstätigkeit zu ermöglichen. Menschen sollen die bestmögliche Leistungsfähigkeit zurückerhalten, um ihre Aufgaben im Beruf und im Privatleben erfüllen zu können.

Für einen Teil der Endometriose-Patientinnen kann die Beantragung eines Schwerbehindertenausweises sinnvoll sein. Während einer Rehabilitation ist für dieses Thema der Sozialdienst zuständig. Meist wird ein Vortrag mit anschließendem Gespräch angeboten, sodass die einzelne Patientin eine realistische Einschätzung für sich persönlich erhält.

Häufig in Anspruch genommen wird die stufenweise Wiedereingliederung zur Integration in den Arbeitsprozess, die abgestimmt mit dem Arbeitgeber schon in der Rehabilitation eingeleitet wird und sich über mehrere Monate erstrecken kann.

Durch die sozialmedizinische Bewertung des bisherigen Krankheitsverlaufs und die Diagnose aktuell bestehender gesundheitlicher Probleme ergibt sich möglicherweise eine längerfristige Einschränkung der beruflichen Einsatzmöglichkeiten (im Fachjargon »positives und negatives Leistungsbild«). Bei Endometriose mit starker Narben- und Schmerzsymptomatik sind dies z. B. kein häufiges Tragen und Heben. Schritte, um für diese Patientin das Arbeitsfeld anzupassen, können die medizinische Empfehlung zur innerbetrieblichen Umbesetzung sein oder eine Anpassungsqualifizierung für einen anderen Arbeitsbereich.

In der beruflichen Rehabilitation sind auch Umschulungen zu völlig neuen Berufen vorgesehen, die jedoch an enge Bestimmungen geknüpft sind. Sogenannte befristete Erwerbsminderungsrenten bei sehr starker Leistungsminderung sichern den Lebensunterhalt auf einem niedrigen Niveau als Voll- oder Teilrente. Über eine Rente wird nach Prüfung der medizinischen Gutachten vom Rentenversicherungsträger entschieden.

Nach der Rehabilitation

Neues zu lernen, ist eine Sache, viele Ideen und gute Vorsätze sind die zweite. Neu Erprobtes dann zu Hause unter den alten Bedingungen umzusetzen, erfordert einen Motivationsschub und spürbare positive Ergebnisse. Viele Frauen sind schon zu Beginn der Rehabilitation hoch motiviert, lernen Verschiedenes kennen und finden daraus eine Auswahl, die zu ihrem Leben passt. Andere tun sich schwer, überhaupt wieder Vertrauen zu sich und ihrem Körper zu fassen, und sind bei der Entlassung am Beginn ihres Weges. Ein Teil der Frauen realisiert belastende Lebensumstände als Hauptproblem und kann der Krankheit einen anderen Stellenwert zuordnen. Und wieder andere sagen, dass sie ihr Leben im Wesentlichen so weiterführen wollen wie bisher, sich jetzt aber gut informiert und gestärkt fühlen.

Zitat einer Patientin bei der Abschlussvisite: »Ich habe mich in der Reha als Mensch ernst genommen gefühlt und viele nützliche Informationen über die Endometriose erhalten. Jetzt weiß ich fürs Erste, wie es weitergeht mit der Behandlung. Die erste Pillensorte, die mir bei Endometriose empfohlen wurde, hatte bei mir zu viele Nebenwirkungen. Ich bin jetzt geduldiger geworden, noch eine andere zu versuchen. Kinderwunsch spielt für mich nicht so eine große Rolle wie bei anderen. Bei mir steht im Vordergrund, mit weniger Schmerzen zu leben. Der Austausch mit den Mit-Patientinnen ist mir mindestens genauso wichtig gewesen wie die Vorträge und Gesprächsgruppen. Endlich nicht mehr allein mit der Krankheit. Wir werden mit einigen über Internet Kontakt halten, wie es uns weiter ergeht. Von den aktiven Übungen hat mir am besten Aquafitness gefallen, das werde ich sicher zu Hause auch anfangen.«

STERILITÄTSBEHANDLUNG BEI ENDOMETRIOSE

Von »ungewollt kinderlos« oder »unfruchtbar« spricht die Medizin, wenn eine Frau nach einem Jahr mit regelmäßigem, ungeschütztem Geschlechtsverkehr noch nicht schwanger geworden ist. Die Gründe hierfür können sehr vielfältiger Natur sein und sind häufig auch beim Mann zu finden.

Während davon auszugehen ist, dass normalerweise in der Bevölkerung zehn bis 15 Prozent der Frauen im fortpflanzungsfähigen Alter ungewollt kinderlos sind, findet sich bei Frauen mit einer Endometriose eine deutlich höhere Unfruchtbarkeitsrate von 30 bis 40 Prozent (Barnhardt[20]).

Zwar ist der Zusammenhang zwischen Endometriose und Unfruchtbarkeit im Wesentlichen erfasst, und es finden sich viele Phänomene, denen eine wichtige Rolle bei der Entstehung der endometriosebedingten Unfruchtbarkeit zugeschrieben wird. Insbesondere aber bei leichten Formen der Endometriose ist es weitgehend unklar, auf welche Weise hier eine Unfruchtbarkeit entsteht.

Ursachen für eine endometriosebedingte Unfruchtbarkeit

Damit die Samenzellen rasch das für sie schädliche Milieu der Scheide verlassen können, müssen sie schnell in den schützenden Schleim des Gebärmutterhalses oder besser noch weiter in die Gebärmutterhöhle und zu den Abgängen der Eileiter transportiert werden. Die Eigenbewegung der Samenzellen reicht hierzu nicht aus, sodass der Gebärmutter die Funktion einer Pumpe zukommt. Durch Zusammenziehen und Entspannen der Gebärmutter kann, ähnlich einer Ballonpumpe, der Transport der Samenzellen deutlich beschleunigt werden. Bei Frauen mit Endometriose zeigte sich, dass dieser Transport unkoordiniert abläuft und oft zu dem Eileiter erfolgt, in dessen Eierstock sich kein sprungbereites Eizellbläschen befindet. Diese Störung im Transport der Samenzellen wird möglicherweise durch endometrioseähnliche Veränderungen in der Gebärmuttermuskulatur (Adenomyose, Foto 16 – S. 77) verursacht, die die Pumpfunktion einschränken.

Aber nicht nur der Samentransport mithilfe der Gebärmutter scheint bei Endometriose-Patientinnen gestört zu sein, sondern auch der sich daran anschließende Transport durch die Eileiter. Hier scheinen Prostaglandine die Bewegung der Eileitermuskulatur und auch der feinen Wimpernhärchen (Zilien) an der Oberfläche der Eileiterzellen zu beeinträchtigen. Diese hormonähnlichen Substanzen, die sich im gesamten Organismus finden, erfüllen vielfältige Funktionen. Sie steigern oder hemmen die Anspannung der Muskulatur und hemmen entzündliche Prozesse. In einigen Fällen kann die Endometriose auch die Durchgängigkeit des Eileiters so stark einengen, dass weder Ei noch Samenzelle passieren können (Foto 4 – S. 70).

Bei Endometrioseherden im Bauchfell ist vermutlich zusätzlich auch der Eiaufnahmemechanismus gestört. Unter normalen Bedingungen wird eine Eizelle nach dem Eisprung vom Ende des Eileiters, dem sogenannten Fimbrientrichter (Foto 2 – S. 69), aufgenommen. Hierbei hilft eine durch chemische Reize verursachte Bewegung (Chemotaxis) dem Eileiter, die Eizelle zu finden.

In Verbindung mit einer Endometriose finden sich häufig im kleinen Becken meist hinter der Gebärmutter Verwachsungen (Adhäsionen, Foto 6 – S. 71). Diese Verwachsungen können breitbasig und fest oder segelförmig sein und dadurch sowohl einen Eisprung behindern als auch die Aufnahme der Eizelle durch den Fimbrientrichter erschweren.

Eine Endometriose der Eierstöcke kann zu zystischen Ansammlungen von Blut (Schokoladenzysten) führen, die das umliegende Gewebe des Eierstocks vernarben und damit seine Funktion vermindern können. Auch beim Entfernen einer solchen Zyste durch einen operativen Eingriff kann es zu dieser Verminderung funktionellen Gewebes am Eierstock kommen, sodass möglicherweise weniger Eizellbläschen (Follikel) für eine Befruchtung aktiviert werden können.

Durch Ultraschalluntersuchungen, bei denen die Anzahl der Eizellen (antraler Follikel), das Volumen und die Durchblutung der Eierstöcke bestimmt werden, sowie durch Hormonuntersuchungen (basales FSH, Anti-Müller-Hormon etc.) lässt sich eine Verminderung dieser sogenannten Ovarreserve näher charakterisieren.

Neben diesem direkten Einwirken der Eierstockendometriose finden sich auch Hinweise, dass bestimmte entzündungsbedingte Wirkstoffe (Entzündungsmediatoren), die durch die Endometrioseerkrankung freigesetzt werden, sich auf den Befruchtungsvorgang auswirken. So finden sich bei der Endometriose die Proteingruppen der Zytokine (IL 1, IL 6, TNF alpha und IL 18), die u. a. auch eine wichtige Bedeutung für immunologische Reaktionen haben, erhöht. Ebenso zeigt sich eine erhöhte Zelltodrate der Granulosazellen, d. h., dass die Ernährungszellen der Eizelle frühzeitig schrumpfen und zugrunde gehen und somit die Eizellreifung gestört ist. Infolgedessen haben die Eizellen von Frauen mit einer Endometriose offenbar größere Schwierigkeiten bei der Einnistung und dem Entstehen einer Schwangerschaft, wie Simón[21] bei Eizellspenderinnen feststellen konnten.

Verglichen wurden die Eizellen, die einer Gruppe von Frauen mit Endometriose entnommen wurden, mit denen einer Gruppe ohne Endometriose. Bei sonst gleichen Voraussetzungen wurden mit den Eizellen der Endometriose-Frauen weniger Schwangerschaften erzielt als in der Vergleichsgruppe. Hinzu kommt, dass in der Gebärmutterschleimhaut (Endometrium) die Einnistungsbedingungen schlechter sind und es somit häufiger zu Fehlgeburten kommt.

Da Endometrioseherde eine chronische Entzündungsreaktion bewirken, finden sich in der Bauchhöhle vermehrt Entzündungszellen und Fresszellen (Makrophagen), die sich nachteilig auf die Befruchtung auswirken, denn durch die Makrophagen werden u. a. auch Samenzellen »aufgefressen« (phagozytriert).

Die Therapieformen

Bei einer schweren Endometriose ist vor Beginn einer Kinderwunschbehandlung das Entfernen der ausgedehnten Endometrioseherde zweifelsfrei zu empfehlen. Das erhöht die Wahrscheinlichkeit einer Schwangerschaft; außerdem soll verhindert werden, dass durch die Endometriose wichtige Organe, wie Darm und Harnleiter, Blase und Eileiter sowie Eierstöcke, zerstört werden. Auch bei einer minimalen und milden Endometriose verbessert sich durch das Entfernen der Endometrioseherde und Adhäsionen die Schwangerschaftswahrscheinlichkeit, wie im Rahmen einer kanadischen Studie untersucht wurde.

Eine hormonelle Nachbehandlung, um den Erfolg des chirurgischen Eingriffs zu sichern, ist hier aber nicht zu empfehlen. Im Falle einer künstlichen Befruchtung kann jedoch nach einem erfolgreichen operativen Entfernen der Endometrioseherde sofort mit einer GnRH-Analoga-Therapie (s. Kapitel *Medikamentöse Therapie*) begonnen werden, die direkt in eine IVF-Behandlung (In-vitro-Fertilisation) überleitet.

Im Rahmen einer Operation lässt sich bei Frauen mit Endometriose durch das Spülen der Eileiter die Wahrscheinlichkeit einer Schwangerschaft deutlich verbessern.

Intrauterine Insemination (IUI)

Unter der Voraussetzung, dass die Samenqualität des Partners ausreichend gut ist, die Patientin selbst regelmäßige Zyklen aufweist und nach Möglichkeit unter 36 Jahre alt ist, kann mit gutem Erfolg vor Beginn einer künstlichen Befruchtung (IVF oder ICSI-Therapie) eine intrauterine Insemination versucht werden.

Bei diesem Verfahren wird durch eine meist milde Stimulation der Eierstöcke der Eisprung hormonell hervorgerufen. Kurz vor dem erwarten Eisprung werden die im Labor aufbereiteten Samenzellen des Partners mit einem weichen, dünnen Katheter in die Gebärmutterhöhle übertragen. Häufig wird anschließend die Gelbkörperfunktion durch die Gabe von Progesteron unterstützt.

Dieses Therapieverfahren sollte nicht öfter als drei Mal durchgeführt werden, da sich danach ein sogenannter Plateaueffekt einstellt und auch weitere Therapieversuche mit der IUI erfolglos bleiben. Eine erfolglose Inseminationsbehandlung verschlechtert aber nicht die Aussichten auf eine Schwangerschaft durch künstliche Befruchtung mit einer IVF oder ICSI-Therapie.

Künstliche Befruchtung

- In-vitro-Fertilisation (IVF) und ICSI-Therapie

Wenn die zuvor beschriebene IUI nicht zu dem gewünschten Erfolg einer Schwangerschaft geführt hat, besteht die Möglichkeit einer künstlichen Befruchtung. Ist der Samenzellbefund des Partners normal, kann eine In-vitro-Fertilisation durchgeführt werden.

Bei schlechter Samenqualität wird eine In-vitro-Fertilisation empfohlen, bei der zusätzlich ein Samenfädchen in das Zellplasma einer Eizelle übertragen wird (intracytoplasmatische Spermieninjektion = ICSI).

Grundsätzlich gibt es viele unterschiedliche Möglichkeiten, eine künstliche Befruchtung durchzuführen. Üblicherweise wird eine Vorbehandlung mit einem GnRH-Analogon erfolgen, bei der die Stimulation der Eierstöcke durch die Hirnanhangsdrüse unterbrochen wird. Abhängig von der Schwere der Erkrankung und dem Vorliegen einer Adenomyose der Gebärmutter kann diese hormonelle GnRH-Analoga-Behandlung ein bis sechs Monate dauern.

Zum Ende dieser sogenannten Suppressionsbehandlung werden die Eierstöcke durch die Injektion mit Hormonen (follikelstimulierendes Hormon = FSH) angeregt, Eizellbläschen zu bilden. Das Wachstum der Eizellbläschen und der sich darin befindenden Eizellen wird hormonell und durch Ultraschall überwacht.

Abhängig von den ermittelten Werten wird ebenfalls hormonell (humanes Choriongonadotropin = HCG) der Eisprung ausgelöst, und ca. 36 Stunden danach werden die Eizellen entnommen. Hierzu wird unter Ultraschallsicht und bei einer leichten lokalen Betäubung das Eizellbläschen (Follikel) durch die Scheide punktiert, die Eizelle abgesaugt und der Befruchtung im Reagenzglas zugeführt (Abb. S. 159).

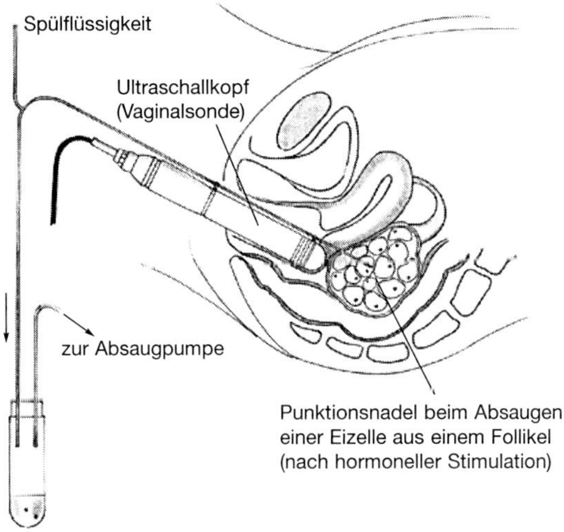

Wenn es zur Befruchtung im Reagenzglas gekommen ist, werden ein bis zwei Embryonen – in seltenen Fällen sogar bis maximal drei Embryonen – in die Gebärmutterhöhle übertragen.

Bewertung der Therapieformen

Bei der engen Beziehung zwischen Endometriose und Unfruchtbarkeit stellt sich oft die Frage, was am besten zu tun ist, um den Wunsch nach einem Kind zu erfüllen. Hierbei spielen der Schweregrad der Endometriose und das Alter der betroffenen Frau sowie die Samenqualität des Mannes die entscheidende Rolle.

Im Falle einer schlechten Samenqualität des Mannes kann diese bereits alleine ausschlaggebend für die Durchführung einer In-vitro-Fertilisation mit gleichzeitiger intracytoplasmatischer Spermieninjektion (ICSI) sein.

Bei einem unauffälligen Samenbefund und einer leichten Endometriose sollte eine junge Patientin zumindest für einen Zeitraum eines Jahres erst einmal abwarten.

Bei einer schwereren Endometriose oder wenn die betroffene Frau älter ist und die Eileiter durchgängig sind, wäre eine Stimulation der Eierstöcke mit Auslösung eines Eisprunges sowie gegebenenfalls die im Anschluss daran vorgenommene intrauterine Insemination die empfohlene Therapie.

Eine künstliche Befruchtung (In-vitro-Fertilisation = IVF) ist in Betracht zu ziehen, wenn:

- die Eileiter durch Endometriose verschlossen oder beschädigt sind
- eine Stimulation der Eierstöcke mit nachfolgender Insemination über maximal sechs Zyklen erfolglos geblieben ist
- die chirurgischen Behandlungen erfolglos geblieben sind
- die Betroffene im fortgeschrittenen Alter (z. B. über 35 Jahre) ist
- die Unfruchtbarkeit länger als zwei Jahre trotz Behandlung besteht

Die künstliche Befruchtung (IVF) hat weltweit über einer Million Paaren zu Kindern verholfen, die ohne diese Methode nicht geboren worden wären. Trotz Vereinfachungen in der Vorgehensweise sowohl bei der Stimulation der Eierstöcke und der Punktion als auch im Labor handelt es sich dennoch weiterhin um eine komplexe Methode, die betroffene Paare körperlich und vor allem auch psychisch belastet.

Darüber hinaus müssen Paare die nicht unerheblichen Kosten zum Teil mittragen (in Deutschland 50 Prozent der ersten drei Versuche, danach 100 Prozent). Die Erfolgsraten in Schwangerschaften pro Embryotransfer hängen sehr vom biologischen Alter der Frau ab und betragen durchschnittlich ca. 30 Prozent.

Die In-vitro-Fertilisation ist als sichere Methode einzustufen, obwohl letzten Endes nicht auszuschließen ist, dass durch die Kultur außerhalb des Körpers subtile Einflüsse auf die Entwicklung des Kindes genommen werden.

Mit zunehmender Diagnosesicherheit wird die Endometriose immer häufiger bei sehr jungen Frauen festgestellt. Hier zu empfehlen, möglichst rasch schwanger zu werden, ist wenig hilfreich und führt meist zu einer zusätzlichen seelischen Belastung der Betroffenen, da zu diesem Zeitpunkt die Lebensplanung meist noch nicht begonnen wurde und in den allermeisten Fällen kein entsprechender Partner vorhanden ist. Das Problem einer durch Endometriose bedingten Unfruchtbarkeit sollte jedoch auch nicht verschwiegen werden.

ERFAHRUNGEN AUS DER SELBSTHILFEARBEIT

Endometriose-Selbsthilfearbeit in Deutschland

Die Selbsthilfearbeit von und für Endometriose-Erkrankte in Deutschland wird heute in der Endometriose-Vereinigung Deutschland e. V. und in verschiedenen örtlichen Selbsthilfegruppen geleistet.

Initialzündung dafür war der 1. Ganzheitliche Endometriose-Kongress im September 1995. Dieser Kongress wurde in einem unglaublichen Kraftakt von einer selbst von Endometriose betroffenen Frau initiiert und organisiert. Bekannte Endometriosespezialisten und -spezialistinnen sowie auf ihrem Gebiet ausgezeichnete Therapeuten und Mediziner trugen zum Erfolg des Kongresses bei. Mehr als hundert von Endometriose betroffene Frauen trafen sich, viele davon hörten zum ersten Mal von den komplizierten Hintergründen ihrer Erkrankung. Und immer wieder war in den Gesprächen der Satz zu hören: »Ich hätte nie gedacht, dass so viele Frauen diese Krankheit haben.« Viele meinten bis dahin, sie würden an einer wenig bekannten, seltenen Erkrankung leiden, und diese »Seltenheit« war automatisch mit einer spürbaren Hilflosigkeit verbunden.

Wie rätselhaft, wandelbar und somit auch kompliziert die Endometriose ist, wurde von Vortrag zu Vortrag deutlicher. Dennoch war keine Resignation zu spüren. Es wuchs unter den Frauen der Wille, auch in Deutschland etwas in Sachen Endometriose zu bewegen, die Informationen und den erlebten Austausch weiter auszubauen. Ermutigt durch den Beitrag eines Vorstandsmitglieds der britischen Endometriosis Society wurde 1996 in Leipzig mit der Endometriose-Vereinigung Deutschland e. V. die bundesweite Patientinnen- und Selbsthilfeorganisation für Endometriosebetroffene in Deutschland gegründet.

Von Anfang an gab es für die Selbsthilfearbeit in der Endometriose-Vereinigung Deutschland e. V. einen unausgesprochenen Konsens über den Umgang mit persönlichen Lebens- und Krankheitsgeschichten: Jede Betroffene wird mit ihrem Erleben und mit ihren Einschätzungen der Endometriose angenommen, es gibt keine Begrenzung auf eine spezielle Behandlungsmethode. Ein offener und freier Austausch, basierend auf gegenseitigem Verständnis, ist der Grundpfeiler der Arbeit.

Das Logo, das bei der ersten Arbeitssitzung entstanden ist und sich von der bekannten Form des Yin-Yang ableitet, ist Ausdruck dieses gemeinsamen Verständnisses. Die beiden ursprünglich sich durchdringenden Flächen wurden zu einem umschließenden Bereich, der das gesamte Leben, den Alltag und die Persönlichkeit jeder einzelnen Frau symbolisiert, und zu einem inneren Bereich, in dem sich das Zentrum »aus der Balance« geschoben hat.

Trotz vieler administrativer und finanzieller Hürden konnte in den letzten zwölf Jahren ein Teil dessen, was wir Gründerinnen uns durch die Bildung einer deutschlandweiten Selbsthilfeorganisation erhofft hatten, realisiert werden: Informationen fließen konzentriert zum bundesweiten Sitz der Geschäfts- und Beratungsstelle und können von dort an die Mitglieder, die Selbsthilfegruppen und die große Zahl Ratsuchender weitergegeben werden. Waren es vor zwölf Jahren noch säckeweise Briefe, die wir als ehrenamtliche Mitstreiterinnen beantwortet haben, können wir heute bereits verschiedene Formen intensiver persönlicher Beratung anbieten.

So gibt es seit 2004 mit dem von uns initiierten Endometriose-peer-to-peer-Beratungstelefon die erste und einzige Hotline für Endometriosebetroffene in Deutschland. Das Beratungstelefon wird durch ehrenamtliche Beraterinnen getragen, die als Betroffene anderen Betroffenen (peer to peer) zuhören und sie beraten. Hauptamtliche Mitarbeiterinnen in unserer Beratungsstelle helfen in akuten und besonders schwierigen Situationen. So können umfassende medizinische, soziale und persönliche Probleme über einen längeren Zeitraum durch verständnisvolles Zuhören begleitet und anhand unseres erlebten Erfahrungswissens Lösungsmöglichkeiten gefunden werden. Völlig anonyme

Möglichkeiten der Beratung sind die Online-Beratung per E-Mail und der moderierte Gruppenchat. Eine hohe Qualität und Kontinuität in der Beratungsarbeit sowohl der ehrenamtlichen als auch der hauptamtlichen Mitarbeiterinnen gewährleisten wir durch unsere Grundausbildung sowie eine fortwährende Weiterbildung durch Ärzte und Psychologen.

Das Verständnis unserer Selbsthilfearbeit als Brücke zwischen Arzt, Patientin und sozialen Entscheidungsträgern ist uns dabei sehr wichtig. Als Partner professioneller Helfer wollen wir die betroffenen Frauen befähigen, Entscheidungen zu treffen und so selbstverantwortlich mit sich und der Erkrankung umzugehen.

Eine große Anerkennung erfuhr die Endometriose-Vereinigung Deutschland e. V. gleich nach ihrer Gründung, indem ihre Mitgliedsfrauen mit eigenen Vorträgen zum medizinischen Deutschen Endometriose-Kongress eingeladen wurden. Seit 2003 erhalten wir diese Einladung als Kooperations- und Vortragspartner. Seither sind die deutschen Endometriose-Kongresse auch für Patientinnen offen.

Unsere Erfahrungen fließen seit 2006 auch in die Zertifizierung spezialisierter Endometriosezentren ein, bei der wir die Interessen der Patientinnen geltend machen. Auf Bundes- und Landesebene bringen wir unsere Forderungen als Patientenvertreterinnen in verschiedene Verbände und Gremien, wie die Bundes- und Landesausschüsse der Ärzte und Krankenkassen sowie die Selbsthilfe, ein.

Trotz aller positiven Entwicklungen erreichen uns noch immer Lebens- und Krankheitsgeschichten, die von Leid geprägt sind und uns verdeutlichen, dass der Bedarf an Information, Beratung und Unterstützung ungebrochen ist.

Chronische Schmerzen

Die Mehrheit der Betroffenen sucht die Beratung aufgrund der Schmerzen, die mit der Endometriose in Verbindung stehen. Im Gegensatz zur in der gängigen Literatur häufig zitierten Behauptung, die typischen Endometrioseschmerzen träten nur kurz vor und nach der

Menstruation auf, berichten uns Betroffene nicht selten über teilweise sehr intensive Schmerzzustände von zehn bis 20 Tagen Dauer, in ungünstigen Fällen noch länger. Diese Schmerzzustände prägen den Alltag der Frauen, die sich dadurch den anstehenden Aufgaben in Beruf und Familie nicht mehr vollständig gewachsen fühlen.

In der heutigen Arbeitswelt werden permanent Leistung und Einsatz erwartet. Berufstätige Frauen sind häufig gezwungen, ihre Endometrioseerkrankung zu verbergen und ihre Schmerzen mit Schmerzmitteln und Selbstdisziplin rigoros zu unterdrücken. Ebenso wenig können Mütter Rücksicht auf ihre Erschöpfung nehmen, die durch anhaltende Schmerzen entsteht. Sie belasten sich meist über ihre Kräfte und haben das Gefühl, zu versagen!

Viele Frauen mit Endometriose begleitet deshalb die ständige Furcht vor erneuten, zunehmenden Schmerzschüben oder die Angst vor starken Blutungen, die sie trotz allen Bemühens daran hindern, ihren Aufgaben in einem befriedigenden Maß nachkommen zu können. Sie geraten so in einen Teufelskreis aus Erschöpfung, Angst und Unsicherheit. Hinzu kommt, dass Endometriose-Erkrankte meist längere Zeit nicht genau wissen, woher der jeweilige Schmerz eigentlich kommt, bis sie die richtige Diagnose erfahren.

Aber Endometriosebetroffene sind nicht wehleidiger als andere, nur weil sie häufig Schmerzen haben. Und die Tatsache, dass die durch Endometriose verursachten Schmerzen im Laufe der Zeit ihre Intensität und den Ort wechseln können, muss auch von Behandlern ernst genommen werden.

Abwertende oder verniedlichende Kommentare von Ärzten, von denen Betroffene häufig berichten, sind in einer fachlich fundierten Beratung ebenso fehl am Platze wie der lapidare Hinweis, die Frau solle sich einfach weniger Stress aussetzen.

Gerade im Zusammenhang mit der oft undurchsichtigen und langwierigen Schmerzproblematik bei Endometriose erfahren wir immer wieder, dass die Überweisung zum Psychotherapeuten nicht in ein Gesamtkonzept zur Schmerzbehandlung oder Krankheitsbewältigung eingebunden oder durch eine Diagnose abgesichert ist. Den Betroffenen wird dadurch das Gefühl vermittelt, sie würden sich die Krankheit nur einreden, sich mithilfe der Erkrankung vor ihren Aufgaben »drücken« und letztlich an den Symptomen selbst schuld sein. Aber die psychologische Betreuung durch den Therapeuten kann kein Endometriose-Behandlungskonzept ersetzen, sondern ist als eine notwendige, ergänzende Unterstützung zu verstehen.

Wenn Frauen mit Endometriose sich über Schmerzmittel austauschen, fallen meist in wenigen Minuten so viele Präparat-Namen, dass das gängige Schmerzmittelsortiment einer Apotheke beschrieben ist. Fragt man nach, durch wen Frauen diese Schmerzmittel erhalten und ob diese in ihr Behandlungskonzept eingebunden sind, ergibt sich meist, dass die Präparate durch Gynäkologen oder Hausärzte verschrieben werden. Eine gezielte Schmerzbehandlung bleibt leider noch die Ausnahme. Dabei können gerade das Wissen um Schmerzprozesse, die fachliche Beratung bei der Einnahme von Schmerzmitteln und die Hilfe bei der Suche nach ergänzenden Methoden der Schmerzminderung schon eine große Bewältigungshilfe sein.

Die Dinge selbst in die Hand zu nehmen, statt sich ausgeliefert zu fühlen, sollte Bestandteil eines jeden Behandlungskonzeptes sein! Denn es gibt mehr als nur einen Weg, um mit Schmerz umzugehen.

Liebe Endometriose-Frauen, suchen Sie sich fachliche Unterstützung, um das für Sie richtige Schmerzmittel und die für Sie passenden alternativen Methoden der Schmerzbehandlung herauszufinden. Unter den vielen alternativen Therapieangeboten gibt es sicher einige, die für die eigene Situation besonders interessant erscheinen oder die von anderen Frauen bereits ausprobiert wurden.

Endometriose bei Teenagern

Zu den Mythen, die sich nach wie vor hartnäckig im medizinischen System halten, gehört die Aussage, Endometriose trete erst bei Frauen ab dem 30. Lebensjahr auf. Diese Behauptung führt u. a. zu der falschen Annahme, dass Endometriose bei Teenagern nicht in Erscheinung trete, was leider nicht der Fall ist, wie sich in unserer zwölfjährigen Beratungsarbeit zeigt. Viele Anfragen erreichen uns gerade von Müttern, deren Töchter erste Symptome zeigen oder eine Endometriosediagnose haben.

Aber auch Endometriose-Erkrankte berichten, dass sie bereits seit ihrer frühesten Jugend starke Menstruationsschmerzen hatten. Diesen Beschwerden wird bis heute kaum Krankheitswert zugebilligt und den jungen Mädchen von ihrer Umgebung suggeriert, dass diese Schmerzen normal seien.

In einigen Fällen wurden bei von Endometriose betroffenen Teenagern Eierstockzysten diagnostiziert, sodass die Betroffenen bereits früh von stark eingreifenden chirurgischen Therapien betroffen sind. Wie schwierig muss für sie zusätzlich zu den Schmerzzuständen die Konfrontation mit einer möglichen Organentfernung (Eierstock) und den damit verbundenen Fruchtbarkeitsstörungen sein?

In den USA wurden deshalb von der Endometriosis Association spezielle Informationsprogramme für Mädchen und junge Frauen aufgelegt, um ihnen durch gezielte Information diese Unsicherheiten und lange unnötige Leidenswege zu ersparen.

Schwangerschaft

Ein weiterer Endometriose-Mythos ist die nachhaltige Heilwirkung einer Schwangerschaft. So berichtete eine Frau, dass nach der Entfernung der Endometrioseherde durch eine Laparoskopie die behandelnden Ärzte bei jeder Visite immer wieder unterstrichen, wie wichtig jetzt eine Schwangerschaft sei, damit die Endometriose nicht wieder auftrete. »... schließlich standen sie wie ein Chor jeden Tag an meinem Bett und wiederholten, dass ich schwanger werden sollte.«

Über eine derart fast schon nötigende Einflussnahme auf ihre persönlichen Lebensentscheidungen beschweren sich sehr viele Frauen. Anstelle dieser stereotypen Ratschläge ist jedoch gerade hinsichtlich Schwangerschaft und Kinderwunsch eine umfassende und ausgewogene Beratung notwendig. Ein Kind ist kein Medikament oder gar eine Therapie! Bei der Entscheidung für ein Kind spielen Aspekte der eigenen Lebenssituation, der beruflichen Laufbahn und andere Umstände eine primäre Rolle. Zudem ist eine Schwangerschaft keine Garantie, dass Endometriosesymptome nicht mehr auftreten, auch wenn die Zahl derjenigen Frauen verhältnismäßig hoch ist, die nach einer oder mehreren Schwangerschaften vollständig oder über längere Zeit frei davon sind. Betroffene müssen sich daher vorab fragen, wie sie mit einer eventuell wieder auftretenden Erkrankung nach der Schwangerschaft seelisch fertig werden und wie bei gravierenden Symptomen die Betreuung und Erziehung eines Kindes zu organisieren ist.

Auch ist bisher noch nicht abschließend geklärt, ob die familiäre Häufung von Endometriose, die in etwa sieben Prozent der Fälle zu beobachten ist, auf genetischen Faktoren beruht. Wer einmal erlebt hat, mit welcher (kaum) verborgenen Panik Mütter mit Endometriose auf das Menstruationsgeschehen ihrer Teenagertöchter reagieren, wird die Bedeutung einer weiteren Frage nachvollziehen können: Wie werde ich mit der Angst vor einer Endometrioseerkrankung meines Kindes fertig?

Zwar treten in Verbindung von Endometriose und Schwangerschaft auch andere grundsätzliche Fragen und Überlegungen in den Vordergrund. Aber allen Betroffenen sei in diesem Zusammenhang besonders empfohlen: Lassen Sie sich keinesfalls unter Zeitdruck oder Handlungszwang setzen. Fällt die Aussage, möglichst schnell schwanger zu werden, als therapeutischer Ratschlag im Rahmen eines Behandlungskonzeptes, das speziell auf Ihre Situation zugeschnitten ist, genügt vielleicht ein klärendes Gespräch mit dem Arzt. Ist diese Therapieempfehlung allerdings das Einzige, was Ihr Behandler Ihnen zu sagen hat, bieten wir individuelle Hilfestellungen an und raten Ihnen, sich einen informierteren Arzt zu suchen.

Gespräche mit anderen Betroffenen tragen dazu bei, den eigenen Standpunkt einzuschätzen, und können Mut machen. Zunehmend berichten Frauen und Paare, dass sie sich durch pauschale und beschönigende Informationen zur künstlichen Befruchtung gedrängt fühlen. Die tatsächliche Erfolgsrate bei möglicherweise mehreren erfolglos vorausgehenden Versuchen und deren Nebenwirkungen werden nur in sehr wenigen spezialisierten Kliniken realistisch dargelegt, und häufig werden die Betroffenen mit der emotionalen, physischen, psychischen und finanziellen Belastung einer solchen Behandlung alleingelassen. Eine psychologische und komplementärmedizinische Begleitung sowie der Austausch mit anderen Betroffenen sind hier von unschätzbarem Wert. Denn zahlreiche Frauen haben eine Schwangerschaft bei Endometriose auch als sehr positiv erfahren.

Wechseljahre und Gebärmutterentfernung

Endometriosespezialisten wissen, dass Endometriose auch noch im Alter oder nach der Entfernung der Gebärmutter und der Eierstöcke auftreten kann. Eine Erkenntnis, die leider noch nicht alle Gynäkologen erreicht hat, wie die Rückmeldungen betroffener Frauen bestätigen. So verständlich der Wunsch der Betroffenen auch ist, durch eine radikale Entfernung der weiblichen Organe anschließend vollständig geheilt zu sein, darf dies nicht die Grundlage für diese weitreichende und einschneidende OP-Entscheidung sein.

Auch die Aussage, dass mit Eintritt in die Wechseljahre die Endometriosesymptome enden, ist zwar grundsätzlich richtig, aber nur mit Einschränkungen. So können bei älteren Frauen auch Sekundärfolgen der Endometriose auftreten, die die Betroffenen für sich unter Endometriose einordnen. Nach jahrzehntelangem Leidensweg und mehreren Operationen sind Verwachsungen und die damit verbundenen Schmerzen nach den Wechseljahren sehr wahrscheinlich. Für diese Patientinnen ist es vollkommen unerheblich, ob ihr Fall als selten gilt oder ob es sich nicht um eine Endometriose im engeren Sinne handelt. Nicht nur, dass hier die Erwartungen auf ein natürliches Ende der Endometriose nicht erfüllt wurden, häufig sind die Betroffenen auch mit dem Unverständnis und der Ablehnung ihrer behandelnden Ärzte konfrontiert, die anscheinend nach dem Motto »Weil nicht sein kann, was nicht sein darf« (Chr. Morgenstern) reagieren.

Schwerbehinderung

Frauen mit Endometriose haben die Möglichkeit, einen Schwerbehindertenausweis beim zuständigen Versorgungsamt zu beantragen, wenn die Erkrankung zu Beeinträchtigungen im täglichen Leben führt. Im Schwerbehindertengesetz und in den »Anhaltspunkten für die ärztliche Gutachtertätigkeit im sozialen Entschädigungsrecht« ist unter den gynäkologischen Erkrankungen die Endometriose ausdrücklich aufgeführt. Der Grad der Behinderung wird hier mithilfe der bekannten Klassifizierung (aufgestellt von der American Fertility Society – AFS) von Stufe I bis IV der Endometriose festgelegt.

Da sich diese Klassifizierung der Endometriose jedoch nicht auf den Schmerzzustand und die allgemeinen gesundheitlichen sowie sozialen Beeinträchtigungen bezieht, sollten Sie bei einem Antrag auf Anerkennung der Schwerbehinderteneigenschaft diese Punkte besonders ausgiebig mit ihrem zuständigen Arzt erörtern und die Erfahrungen anderer Betroffener nutzen. Bestehen Sie darauf, dass nicht nur die Einstufung des Schweregrads der jeweiligen Endometriose dem Versorgungsamt mitgeteilt wird, sondern auch sämtliche weiteren Funktionsbeeinträchtigungen dezidiert aufgeführt werden. Denn der Schweregrad der Endometriose (nach AFS) sagt nichts über den Schmerzzustand und die Auswirkungen aus und ist daher als alleinige Angabe nicht ausreichend.

Jede betroffene Frau, die sich für die Beantragung der Schwerbehinderteneigenschaft interessiert, sollte eine neutrale Beratung in Anspruch nehmen und sich hier auch über das Für und Wider der Schwerbehinderteneigenschaft ausführlich beraten lassen. Gleiches gilt für eine Gleichstellung, die Feststellung einer (teilweisen) Erwerbsminderung oder das seit 2008 mögliche Persönliche Budget.

Zunehmend hören wir in unseren Beratungsstellen von Problemen im Zusammenhang mit der Information und Antragstellung bei Ämtern und Behörden. Die Endometriose-Vereinigung Deutschland e. V. kann inzwischen auf bundesweite Erfahrungen zurückgreifen und steht den Mitgliedsfrauen dabei unterstützend und beratend zur Seite.

Selbsthilfe bei der Krankheitsbewältigung

Selbsthilfe ist der aktive Weg, sich mit der Erkrankung und ihren Auswirkungen auseinanderzusetzen. Dies erfordert Mut und kann mitunter, wie die Erkrankung selbst, anstrengend sein. Die aktive Auseinandersetzung bietet aber auch Optionen und Chancen, durch Eigenkompetenz mit einer chronischen Endometriose gut zu leben.

Im Vordergrund der Selbsthilfearbeit steht die Weitergabe laienverständlicher neutraler Informationen und des Erfahrungswissens Endometriosebetroffener. Ein regelmäßiger persönlicher Kontakt im kleinen Personenkreis ist in den bundesweit agierenden Endometriose-Selbsthilfegruppen möglich. Diese aktive Selbsthilfearbeit vermittelt Wissen und versetzt Betroffene in die Lage, auf Augenhöhe mit dem Arzt und dem Therapeuten die Behandlung unter Berücksichtigung der individuellen eigenen Lebenssituation zu planen.

Ein wichtiger erster Schritt in Richtung Selbsthilfe ist die Suche nach einem kompetenten Arzt. Die wohl am häufigsten an die Endometriose-Vereinigung Deutschland e. V. gestellte Frage lautet: »Kennen Sie einen guten Arzt?«

Das Bedürfnis, auf diese Frage eine einfache und klare Antwort in Form von Ärzteadressen zu erhalten, ist verständlich, vor allem wenn der Frage Berichte über regelrechte Therapie-Odysseen vorangehen.

In der Diskussion über Erfahrungen mit Behandlern wird aber schnell deutlich, wie unterschiedlich die Präferenzen sind. Frau A möchte von ihrem Arzt klare und eindeutige Aussagen. Frau B schätzt es, häufig ihre durch Ultraschall abgebildeten Zysten auf dem Bildschirm zu kontrollieren. Frau C geht grundsätzlich nur zu Gynäkologinnen. Frau D bevorzugt das ausführliche Gespräch, das auch auf andere Aspekte ihres Lebens eingeht – schließlich ist sie ja nicht nur »eine Endometriose«.

Auf Seiten der Mediziner sehen sich Frauen einem ähnlich vielfältigen Bild gegenüber: Dr. X mag ein exzellenter Chirurg sein, diplomatische Töne im Umgang mit Patientinnen gelingen ihm jedoch nur selten. Frau Dr. Y legt Wert auf den hohen Organisationsgrad ihrer Praxis, und bevor sie jemanden mehr als zehn Minuten warten lässt, fertigt sie lieber eine Patientin etwas kürzer ab. Dr. Z bemüht sich, auch das Lebensumfeld der Patientin in seine Einschätzung mit einzubeziehen, überschreitet aber im Gespräch gerne die Grenze zwischen Beratung und Einflussnahme.

Hier wird deutlich, selbst wenn es in Deutschland Endometriosespezialisten in Hülle und Fülle gäbe, wäre die Frage, wer ein guter Arzt, eine gute Ärztin für einen selbst ist, noch nicht geklärt.

Es erscheint also wichtig, dass Sie als Betroffene sich Klarheit darüber verschaffen, wie Sie selbst zu ihrer Erkrankung eingestellt sind, welche Therapie Sie bevorzugen, mit welcher Therapiedauer und -intensität Sie umgehen können oder welche Informationsqualität Sie von einem Arzt erwarten.

Die Endometriose muss nicht ausschließlich vom Gynäkologen behandelt werden. In Ihre Überlegungen sollten auch andere Spezialisten, wie z. B. Schmerztherapeuten, Allgemeinärzte oder Vertreter alternativer medizinischer Richtungen, mit einbezogen werden. Dies setzt die Bereitschaft für eine bereichsübergreifende Kooperation aller Beteiligten voraus, zielgerichtet zum Nutzen der Patientin.

Andere Anforderungen an Gynäkologen, wie weitgehend schmerzfreie Untersuchungen, ausreichende und verständliche Erläuterung der Behandlung und ihrer Ergebnisse, blickgeschützte Umkleidemöglichkeiten, behindertengerechte Ausstattung und dergleichen, sollten heute überall selbstverständlich sein.

Lebendigere Informationen, als sie eine Adressenliste enthalten kann, werden als Erfahrungswissen im Rahmen der Selbsthilfe weitergegeben. Die richtige individuelle Arztwahl und ein damit verbundenes vertrauensvolles Verhältnis zum behandelnden Arzt haben einen hohen Anteil an einer erfolgreichen Krankheitsbewältigung. Dabei ist selbstverständlich nicht gemeint, die eigene Beschäftigung mit der Endometriose auf- oder abzugeben, sondern eine fachliche Begleitung bei dieser chronisch verlaufenden und wandelbaren Erkrankung, die Vertrauen und Verständnis braucht.

Vielen Frauen ist es durch kompetente, kontinuierliche Behandlung und aktive Selbsthilfe gelungen, trotz Endometriose ein erfülltes

Leben zu führen, das nicht mehr von der Krankheit dominiert wird. Oft durften wir auch hören, dass das Leben mit Endometriose für die Betroffenen zu einer neuen Perspektive geführt hat, die sie sonst vermutlich nicht gefunden und umgesetzt hätten.

Anja Lampe, Barbara Vogt, Katrein Hoffmann
Endometriose-Vereinigung Deutschland e. V.

ANHANG

Autorinnen und Autoren

Dr. med. Anja Maria Engelsing
Fachärztin für Frauenheilkunde u. Geburtshilfe
Klassische Homöopathie, Naturheilverfahren
Kirchgasse 3, 83075 Bad Feilnbach / Dettendorf
Fon: +49(0)8064 9195, eMail engelsing@wege-zum-heilsein.de
www.wege-zum-heilsein.de

Prof. Dr. med. Jörg Keckstein
Certified Center of Endometriosis Dres. Keckstein
Richard-Wagner Str.18, 9500 Villach/Österreich
Fon: +43(0) 4242 25917, eMail Drs.keckstein@aon.at

Prof. Dr. med. Gerhard Leyendecker
Arzt für Frauenheilkunde und Geburtshilfe
Privatpraxis und Spezialsprechstunde
für Gynäkologische Endokrinologie und Reproduktionsmedizin
Stiftstrasse 2, 60313 Frankfurt am Main
Fon: +49(0)69 21995509, eMail leyendecker@ferticon.de
www.gerhard-leyendecker.de

Dr. med. Christiane Niehues
Deutsche Rentenversicherung Bund, 10704 Berlin
eMail dr.med. christiane.niehues@drv-bund.de

Dr. med. Ansgar Römer
Facharzt f. Frauenheilkunde und Geburtshilfe
Tätigkeitsschwerpunkt Chinesische Medizin
Akupunktur · Naturheilverfahren · Homöopathie
Rahnfelsstraße 16, 68163 Mannheim
Fon: +49(0)621 833670, eMail info@frauenarzt-roemer.de
www.frauenarzt-roemer.de

Prof. Dr. med. Dr. h.c. Karl-Werner Schweppe
Vorstand der Stiftung Endometrioseforschung (SEF)
www.endometriose-sef.de

Prof. Dr. med. Hans-Rudolf Tinneberg,
Sektionsleiter des Endometriosezentrums
Krankenhaus Nordwest
Steinbacher Hohl 2-26, 60488 Frankfurt
Fon: +49(0)69) 7601 4580
www.krankenhaus-nordwest.de

Johanna Wolf, MSc
Biomedizinische Analytikerin, Dipl. Ernährungsberaterin nach Traditioneller Chinesischer Medizin
Kinderwunschzentrum Goldenes Kreuz
Lazarettgasse 16, 1090 Wien/Österreich
eMail start@kinderwunschzentrum.at
www.kinderwunschzentrum.at

Endometriose-Vereinigung Deutschland e.V.
Bernhard-Göring-Str. 152, 04277 Leipzig
Fon +49(0)341 3065304, eMail info@endometriose-vereinigung.de
• Onlineberatung • Einzel- und Gruppenchat
www.endometriose-vereinigung.de

Quellenverzeichnis

[1] Sampson JA (1921) Perforating hemorrhagic (chocolate) cysts of the ovary, their importance and especially their relation to pelvic adenomas of the endometrial typ. Arch Surg 3:245-323

[2] Cron RS and Gey G (1927) The viability of the cast-off menstrual endometrium. Am J Obstet Gynecol 43:645-647

[3] Ridley JH, Edwardes IK (1958) Experimental endometriosis in the human. AM J Obstet Gynecol 76:783-790

[4] DiZerega GS, Barber DL, and Hodgen GD (1980) Endometriosis: role of ovarian steroids in initiation, maintenance, and suppression. Fertil Steril 33:649-653

[5] Halme J, Hammond MG, Hulka JF (1984) Retrograde menstruation in healthy women and in patients with endometriosis. Obstet Gynecol 64:151

[6] Javert CT (1949) Pathogenesis of endometriosis based on endometrial homeoplasia, direct extension, exfoliation and implantation, lymphatic and hematogenous metastasis. Cancer 2:399-410

[7] Dmowski WP, Rolland R, Schweppe, K-W (1989) Endometriosis. Emphasis on new treatment modalities. Pfützner, München

[8] Dmowski WP, Steele RR, Baker GF (1984) Deficient cellular immunity in endometriosis. Am J Obstet Gynecol 141:377-383

[9] Leyendecker G, Kunz G, Herbertz M, Beil D, Huppert P, Mall G, Kissler St, Noe M und Wildt L (2004) Uterine Peristaltic Activity and the Development of Endoemtriosis. Ann. New York Acad. Sciences 1034, 338-355

[10] Schweppe K-W, Wynn RM (1984) Endocrine dependency of endometriosis; an ultrastructural study. Eur J Obstet Gynecol Reprod Biol17:193

[11] Vierikko P, Kauppilla A, Rönnberg L (1985) Steroidal regulation of endometriosis tissue: lack of induction of 17-ß-hydroxysteroiddehydrogenase activity by progesterone, medroxyprogesterone acetate, or danazol. Fertil Steril 43:218

[12] Richter O, Mallmann P, van der Ven H, Krebs D (1998) Die TNF-alpha-Sekretion von Peritonealmakrophagen bei Endometriose. Zentralbl. Gynäkol. 120: 332-336

[13] Schweppe K-W (1984) Morphologie und Klinik der Endometriose. Schattauer – Stuttgart, New York; 25-76

[14] Schweppe K-W (1988) Konzepte der Endometriosebehandlung unter besonderer Berücksichtigung der Balneotherapie. in: Flaig W, Goecke C, Kauffels W (Hrsg.) Moortherapie - Grundlagen und Anwendungen. Ueberreuter – Wien, Berlin; 240-250

[15] Hruza K (1988) Balneologische Anwendungen bei Endometriose. in: Flaig W, Goecke C, Kauffels W (Hrsg.): Moortherapie – Grundlagen und Anwendungen. Ueberreuter – Wien, Berlin; 251-259

[16] Loch E, Gerhard I, Herms V, Huneke H, Katzler S v, Keller Chr, Penning W, Wiesenauer M, Wülker A (1994) Blutungsstörungen und Zyklusanomalien. in: Dittmar FW, Loch E-G, Wiesenhauer M (Hrsg.) Naturheilverfahren in der Frauenheilkunde und Geburtshilfe. Hippokrates – Stuttgart; 70-74

[17] Mettler L, Semm K (1980) Drei-Stufen-Therapie der Endometriose. gynäkol. prax. 4: 487-499

[18] Adamson GD, Hurd SJ, Pasta DJ, Rodriguez BD (1993) Laparoscopic endometriosis treatment: is it better? Fertil. Steril. 59: 35-44

[19] Schantz M: Klassische homöopathische Therapie bei Endometriose (Inaugural-Dissertation)

[20] Barnhardt K, Demsmoor-Su R, Contitaris C (2002) Fertil. Steril. 77(6) 1148-1155; Effect of endometriosis on infertility

[21] Simón C, Gutiérrez A, Vidal A, de Ros Santos MJ,Tarin JJ, Remohi J, Pellicer A: Outcome of patients with endometriosis in assisted reproduction: results from in-vitro fertilization and oocyte donation

Sachregister

Glossar

Ablative Therapie – chirurgisches Verfahren zur vollständigen Entfernung von Endometrioseherden unter weitgehender Schonung gesunde Organteile
Adenomyosis – interne Endometriose, z. B. in der Gebärmuttermuskulatur oder Eileitermuskulatur
Adhäsionen – Verwachsungen, Verklebungen zwischen Organen im Bauchraum
Alkaloide – stickstoffhaltige Substanzen vieler Pflanzen
Allen-Masters-Syndrom – Schmerzen im kleinen Becken, u. U. einhergehend mit Stau in den Blutgefäßen und Defekten im Bereich des Bauchfells der Haltebänder (benannt nach dem Beschreiber des Syndroms)
Analgetika – Schmerzmittel
Anamnese – Krankheitsgeschichte, Krankheitsverlauf
Anastomose – Verbindung z. B. von Darmsegmenten, zweier Blutgefäße oder Nerven, die die Versorgung des Zielgewebes sicherstellen
Androgene – männliche Sexualhormone
Androgene Nebenwirkungen – Nebenwirkungen, die durch männliche Hormone verursacht werden
Antikörper – komplexes Molekül, das vom lymphatischen System als Reaktion auf Fremdkörper gebildet wird
Apoptose – Zelltod, der durch Schrumpfen einsetzt. Die Apoptose wird von der betreffenden Zelle selbst aktiv ausgelöst und ist Bestandteil des Stoffwechsels
Auto-Antikörper – vom Immunsystem gebildete Antikörper, die sich gegen körpereigene Eiweißstoffe richten, die nicht mehr als eigen, sondern als fremd erkannt werden
Autoimmunerkrankungen – der Körper reagiert gleichsam allergisch oder aggressiv auf sich selbst
Autovakzine – Bakterienextrakte, die das Darmimmunsystem anregen

Balneologische Anwendungen – Bäderbehandlungen
Basalis – bei Beginn des Menstruationszyklus neu gebildete Schleimhaut
Biochemische Abläufe – chemische Vorgänge und Funktionen im Organismus
Biomagnifikation – Anreicherung im Verlauf der Nahrungskette
Biopsie – Entnahme kleiner Gewebeproben, die mikroskopisch untersucht werden

Chelatbildner – chemische Substanzen mit speziellen Schwefelgruppen, die Schwermetalle an sich binden können
Chemotaxis – durch chemische Reize verursachte Bewegung
Chromosomen – fadenförmige Strukturen, die sich im Zellkern befinden und die Erbanlagen enthalten
Coelomkeimblatt – im Embryo befindlicher Gewebeschlauch, aus dem sich die inneren Organe entwickeln

Coelomzellen – Zellen, die sich aus dem Coelomkeimblatt entwickelt haben
Colon irritabile – reizbarer, funktionsgestörter Dickdarm ohne organische Erkrankung
Coloskopie – Darmspiegelung

Darmlumen – Innenseite des Darms, Darmweite
Denaturieren – Veränderung von biologischem Gewebe, z. B. durch Erhitzen
Depot-Applikationsform – Anwendung des Medikaments durch eine einmalige Gabe. Der pharmakologische Stoff wird langsam aus der Darreichungsform in den Körper abgegeben
Derivate – Abkömmlinge chemischer Substanzen, die in ihrer Struktur mit der Originalsubstanz verwandt sind
Dezidualisierung, deziduale Umwandlung – Veränderung der Gebärmutterschleimhaut durch eine Schwangerschaft
Diagnostische Pelviskopie – Bauchspiegelung als Verfahren zur Diagnose
Differenzialdiagnose – andere infrage kommende Diagnosen
Differenzierungsgrad des Endometrioseherdes – feingeweblich nachgewiesener Ausreifungsgrad der Endometriosezellen
Dysmenorrhoe – schmerzhafte Monatsblutung (dysmenorrhoische Beschwerden)
Dyspareunie – Schmerzen während des Geschlechtsverkehrs (Kohabitation)

Endokrine Modulation – Veränderung von Zellen und Gewebe durch Hormone bzw. hormonbeeinflussende Medikamente
Endokrine Therapie – Behandlung mit Hormonen
Endokrines System – Netzwerk von Drüsen, die Hormone produzieren
Endometriale Drüsen – Schleimhautzellen zur Absonderung von Sekret
Endometriales Stroma – Zellreiches Stützgewebe der Gebärmutterschleimhaut
Endometrioseimplantate – Endometrioseabsiedelungen, die durch Anwachsen von Endometriosezellen entstanden
Endometrium – Schleimhaut in der Gebärmutter
Endometriumfragmente – Teile der Gebärmutterschleimhaut
Endometriumzellen – Zellen der Geärmutterschleimhaut
Endorphine – körpereigene Hormone (Glückshormone), die u. a. den Schmerz hemmen können
Entartungsrisiko der Endometriose – Wahrscheinlichkeit, dass in Endometriosezellen ein Karzinom entstehen kann
Enzym – Protein, das als Katalysator wirkt und in den Zellen gebildet wird
Enzymsystem – Gruppe von Stoffen, die den Ablauf bestimmter chemischer Reaktionen kontrollieren
Epithelgewebe – Zellschichten äußerer Körperflächen und der Innenwände von Hohlorganen (Gebärmutter)
Eutopes uterines Endometrium – Gebärmutterschleimhaut an typischer Stelle, d. h. in der Gebärmutterhöhle
Excision – Entfernen der Endometrioseherde durch Herausschneiden
Exploration der Bauchhöhle – genaue Inspektion der Bauchhöhle

Feldenkrais-Methode – spezielle Krankengymnastik, benannt nach Moshe Feldenkrais
Fertilität – Fortpflanzungsfähigkeit
Fettstoffwechselrisiken – Risiken für die Patientin, die durch Veränderung der Fettstoffzusammensetzung des Körpers entstehen können
Fibrose – bindegewebige Umwandlung und Vernarbung von Gewebe
Fimbrientrichter – Eileiterende
Flimmerhärchen – feine, haarähnliche Zellfortsätze
Follikel – Eizellbläschen
Follikelstimulierendes Hormon (FSH) – wird in der Hirnanhangsdrüse produziert und ist für die Reifung der Einzellbläschen im Eierstock verantwortlich

Gameten – Bezeichnung für weibliche und männliche Keimzellen
Gelbkörperhormoninduzierte Veränderungen – Stoffwechselveränderungen und Veränderungen im Organismus, die durch das natürliche Gelbkörperhormon, das in der zweiten Zyklushälfte gebildet wird, verursacht werden
Genese – Entstehung und Entstehungsursache
Gestagene – gehören mit den Östrogenen zu den weiblichen Sexualhormonen
GnRH (Gonadotropine-Releasing Hormon) – Hormon aus dem Zwischenhirn, das Gonadotropine aus der Hirnanhangsdrüse zur Steuerung des Eierstocks freisetzt
Gonaden – Geschlechtsdrüsen, in denen die weiblichen Keimzellen gebildet werden
Gonadotropine – Hormone, die in der Hirnanhangsdrüse zur Steuerung des Eierstocks produziert werden (z. B. LH oder FSH)
Goserelin – GnRH-Analogon
Granulosazellen – Gewebezellen des Eizellbläschen (Follikelepithel)

Hirsutismus – vermehrte Behaarung bei Frauen an typischen Körperstellen: Mittellinie des Bauches, Innenseite der Oberschenkel, Oberlippe und Kinn
Histochemische Untersuchung - Untersuchung chemischer Eigenschaften von Zellen anhand feingeweblicher mikroskopischer Schnittpräparate
Histologie – feingewebliches (mikroskopisches) Bild von Organstrukturen
Histologische Untersuchungen – mikroskopische Gewebeuntersuchungen
HLA-System – Gewebsgruppen, die es dem Immunsystem ermöglichen, Fremdkörper zu identifizieren
Hochdifferenzierte Drüsen – regelrechter Zellenaufbau von Drüsen, wie z. B. in der Gebärmutterschleimhaut
Hormonplasmaspiegel – Höhe der Konzentration von Hormonen im Blut
Hormonrezeptoren der Endometriosezellen – Schaltstellen in den Zellen, die für die entsprechende Hormonwirkung verantwortlich sind
Huminsäure – heilende Substanzen, die im Moor vorhanden sind
Hypoöstrogene Nebenwirkungen – Nebenwirkungen, die durch Mangel an weiblichen Hormonen (Östrogenmangel) entstehen
Hypophyse – Hirnanhangsdrüse, die die Ausschüttung von Hormonen steuert

Hysterektomie – Entfernung der Gebärmutter
Hysteroskopie – Spiegelung der Gebärmutterhöhle

Immunmediatoren – Botenstoffe des Immunsystems
Immunologische Abnormitäten - Veränderungen des Abwehrsystems auf Zellebene
Immunologische Prozesse – Abläufe im körpereigenen Abwehrsystem
Indikationsstellung – Gründe für eine bestimmte Therapie
Indiziert – angezeigt, angebracht; z. B. ein bestimmtes Medikament zur Heilung anwenden
Intrauterine Insemination (ITI) = künstliche Befruchtung – Spermien werden mit einem dünnen Katheter in die Gebärmutter plaziert
Invasiv – in gesunde Gewebestrukturen einwachsend, eindringend
In-vitro-Fertilisation – künstliche Befruchtung außerhalb des Körpers
In-vitro-Studien – Studien durch Versuche im Reagenzglas
In-vivo-Studien – Versuche am lebenden Objekt

Koagulation – Verdampfung des Gewebes durch Hitze. Erhitzung führt zur Veränderung des Gewebeeiweißes = Eiweißgerinnung
Ko-Analgetika – schmerzlindernde Substanzen, die ergänzend zum Schmerzmittel eingesetzt werden

Laparoskopie – Untersuchung der Bauchorgane mit einem Endoskop (Bauchhöhlenspiegelung)
Laparotomie – Bauchschnitt
LH-RH (GnRH) – ein Steuerungshormon, das im Zwischenhirn gebildet wird und für die pulsartige Freisetzung von LH (= Luteinisierungshormon) aus der Hirnanhangsdrüse verantwortlich ist
LH-RH-Analogon – Substanz, die dem natürlichen LH und RH ähnlich ist
Ligamentum sacrouterinum – Gebärmutterband
Limbisches System – Teil des Gehirns, das für Emotionen und Affekte zuständig ist
Lipide – Fette und fettähnliche Substanzen (Lipoide)
Lutealphase – Phase der zweiten Zyklushälfte
Luteinisierungshormon (LH) – Hormon der Hirnanhangsdrüse, das für den Eisprung bzw. für die Veränderung des Eibläschens nach dem Eisprung verantwortlich ist
Lymphozyten – weiße Blutkörperchen, deren Anzahl bei einer Infektion stark ansteigt

Makrophagen – spezielle weiße Blutkörperchen mit Fresseigenschaften, die andere Zellen zerstören
Makroskopische Beschreibung – wie mit den Augen erkennbar
Manifestation – Erkennbarwerden einer z. B. bis dahin versteckten (latenten) Erkrankung

Menarche – erste Menstruation
Meno-Metrorrhagien – Blutungsstörungen der Gebärmutter
Metaplasie – Veränderung der Zellform und Zellstruktur = metaplastische Veränderung
Metrorrhagie – Blutungen außerhalb der Regel
Miktion – Wasserlassen
Minimalinvasive Chirugie – chirurgischer Eingriff auf endoskopischem Weg, Vermeidung des Bauchschnittes und Zugang zur Bauchhöhle über 5 - 10 mm große Einschnitte
Monophasisches orales Kontrazeptivum – Verhütungsmittel (Antibabypille) mit gleichbleibendem Hormongehalt
Morcellement - Verfahren zum Zerkleinern von großen Myomen
Morphologie der Endometriose – Form, Gestalt und Struktur der Endometriose
Morphologische Veränderungen – Veränderungen, die die Form, Gestalt und Struktur der Endometriose betreffen
Moxibustion – Erwärmung durch das Abbrennen von Beifußkraut
Multiorgan-Beteiligung – Beteiligung mehrerer Organe
Multizenterstudie – Untersuchung einer festgelegten Methode an verschiedenen medizinischen Zentren

Neuraltherapie – Methode, krankhafte Reflexe des vegetativen Nervensystems zu unterbrechen
Neurohormone – Hormone, die im Bereich des Nervensystems wirksam sind
Neuropsychologische Wirkungen – Wirkungen im Bereich des Nervensystems, die von der Psyche des Menschen beeinflusst werden
Nidation – Einnisten der befruchteten Eizelle in die Gebärmutter
Norethisteronderivat – Abkömmlinge des Steroidhormons Norethisteron
Nosoden – zu Medikamenten aufbereitete Gesundheitsprodukte

Opioide – Substanz aus Schlafmohn, die für stark wirksame Schmerzmedikamente verwendet wird
Orale Kontrazeptiva – Verhütungsmittel wie Anti-Baby-Pille, die über den Mund eingenommen werden
Organellenarmut – Verminderung der Anzahl kleinster Organsysteme in der Grundsubstanz der Zellen
Östrogene – weibliche Hormone, die vorwiegend in den Eierstöcken gebildet werden
Ovar – Eierstock
Ovarektomie – Entfernung der Eierstöcke
Ovarialendometriose – Endometriose in und auf den Eierstöcken = ovarielle Endometriose
Ovarialendometriom – zystische Endometrioseform im Bereich der Eierstöcke = Schokoladenzyste
Ovarialfunktion – Funktion des Eierstocks
Ovarielle Hormone – die vom Eierstock gebildeten Hormone, z. B. Östrogene

Palliation – Begriff in der Homöopathie für die Bemäntelung (Verlagerung) der ursprünglichen Krankheit
Palpationsbefund – Befund der gynäkologischen Untersuchung von Scheide und Enddarm
Pankreaselastase – Enzymsystem der Bauchspeicheldrüse
Pathogenetischer Mechanismus – der einer Krankheit zugrunde liegende Mechanismus
Pathologisch – krankhaft
Pathologisches Wachstum – krankhaftes Wachstum, Wucherungen
Pelveopathia spastica – krampfartige Schmerzzustände im kleinen Becken
Pelviskopie – Inspektion des Beckens = Teil der Laparoskopie (Inspektion der ganzen Bauchhöhle auf endoskopischem Weg)
Peripher wirkende Schmerzmittel – Substanzen, die am Ort der Schmerzentstehung wirken
Peritonealhöhle – Bauchhöhle
Peritoneum – Bauchfell
PG-Synth.-Inhibitoren – Substanzen, die die Bildung von Prostaglandinen hemmen
Phytotherapie – Pflanzenheilkunde
Plazenta – Mutterkuchen
Progesteron – Gelbkörperhormon
Proliferation – Wucherung
Proliferationsphase – Phase der ersten Zyklushälfte
Prospektive randomisierte Studie – wissenschaftliche Untersuchung, bei der verschiedene Therapieverfahren miteinander verglichen werden, wobei die entsprechende Wahl des Therapieverfahrens durch ein Zufallsverfahren erfolgt
Prostaglandine – Fettsäurederivate (Abkömmlinge), die überall im Organismus vorkommen. Sie senken oder erhöhen den Blutdruck, steigern oder vermindern die Anspannung der Muskulatur und hemmen entzündliche Prozesse
Psychotrop wirkende Arzneipflanzen/Arzneimittel – Substanzen, die die menschliche Psyche beeinflussen

Re-Pelviskopie – Wiederholung der diagnostischen Bauchspiegelung
Repertorium – Nachschlagewerk der Homöopathie, in dem nach Symptome geordnet alle Arzneimittel gelistet sind
Reproduktionsorgane – Fortpflanzungsorgane
Resektion – operative Entfernung von Strukturen durch unterschiedliche Schneidemethoden (Messer, Hochfrequenzstrom, Laser) = resezierend
Restovar – Reste von Ovarialgewebe (Eierstocksgewebe)
Retrograde Menstruation – rückwärtiger Menstruationsfluss durch die Eileiter
Rezidive – Wiederauftreten der Erkrankung

Salixarten – bestimmte Sorten von Weiden
Salpingitis isthmica nodosa – Sonderform der Endometriosis genitalis interna, in der Eileitermuskulatur direkt in der Nähe der Gebärmutter

Sarkoden – Arzneimittel aus gesundem tierischem Gewebe
Second-Look-Laparoskopie – wiederholte, zweite Bauchhöhlenspiegelung
Sekretorische Veränderungen – Veränderung der Gebärmutterschleimhaut, die zu einer verstärkten Flüssigkeitsabsonderung führt
Septum rectovaginale – Raum zwischen der Scheide und dem Enddarm
Silicea – Kieselsäure
Spermatozoen – männliche Samenzellen
Steroidhormoninduzierte Veränderungen – Veränderungen im Organismus und an Organen, die durch Hormone, deren Grundgerüst ein Steroid ist, verursacht werden (z. B. Eierstockhormone, Nebennierenrindenhormone)
Stimulationskuren – Gabe von Medikamenten (Hormonen) zur Anregung der Eierstocksfunktion, z. B. des Eisprungs
Subfebrile Temperatur – geringgradige Erhöhung der Körpertemperatur
Subjektive Symptomatik – die von Patienten wahrgenommenen und angegebenen Beschwerden
Suppressionstherapie – Therapie zur Unterdrückung einer Körper- bzw. Organfunktion
Sympathisches Nervensystem – Teil des vegetativen Nervensystems in der Peripherie, das für die Erregung von Funktionen zuständig ist
Symptom – Krankheitsanzeichen

Tonus des sympathischen Nervensystems – jeweiliger Erregungszustand eines Teils des unwillkürlichen Nervensystems
Toxikologisch – die Schädlichkeit von Substanzen betreffend
Transplantations-Theorie – Erklärungsmodell zur Entstehung der Endometriose
Trokar – Metallhülse des Endoskops
Tube – Eileiter
Tumornekrosefaktor alpha – Eiweiß, das bei der immunologischen Abwehr und der Gefäßneubildung eine wichtige Rolle spielt

Ultrastrukturelle Befunde – Befunde, die nur durch elektronenmikroskopische Untersuchungen erkannt werden
Ureterolyse – operative Befreiung des Harnleiters aus seiner narbigen Umgebung
Uterines Endometrium – Schleimhaut in der Gebärmutterhöhle
Uterus – Gebärmutter
Uteruskontraktion – Gebärmutterkrämpfe

Vaporisation, Vaporisationsverfahren – Laserverfahren mit dem CO_2-Laser zur Entfernung von Endometrioseherden
Vaskularisation – Ausmaß der Gefäßversorgung
Vegetatives Nervensystem – autonomes, vom Willen nicht steuerbares Nervensystem = Vegetativum

Zystoskopie – Blasenspiegelung
Zytokine – zuckerhaltige Proteine, die u. a. für immunologische Reaktionen eine wesentliche Funktion haben und dann als Mediatoren bezeichnet werden.
Zytoplasmatische Organellen – kleine Organsysteme in der Grundsubstanz des Zelleibs

Literaturempfehlungen

Engelsing, Dr. med. Anja Maria: Homöopathie ganz weiblich, Haug Verlag, Auflage 1, Stuttgart 2008.

Fischer, Dr. med. Heide: Frauenheilbuch. Naturheilkunde, medizinisches Wissen und Selbsthilfetipps für eine ganzheitliche Frauengesundheit. Nymphenburger, München 2004.

Jacoby, Bengt: Gesünder leben mit den fünf Elementen. Das Yin und Yang in der Ernährung nutzen. BACOPA, Auflage 1, 2015

Pröll, Dr. Gabriele: Die glückliche Gebärmutter. Innere Bilder – selbstheilende Kraft bei Unterbauchbeschwerden. Mit praktischen Übungen nach der Methode Wildwuchs®, Diametric Verlag, Würzburg 2016.

Pitchford, Paul: Healing with Whole Foods. Asian Traditions and Modern Nutrition. North Atlantic Books, Berkeley 2002.

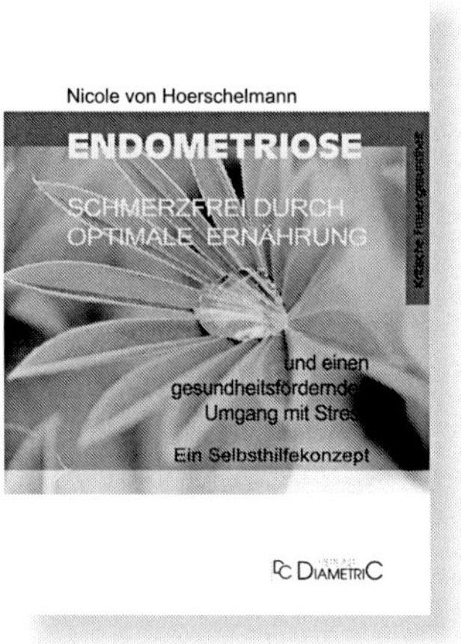

Nicole von Hoerschelmann

Endometriose: Schmerzfrei durch optimale Ernährung und einen gesundheitsfördernden Umgang mit Stress

Ein Selbsthilfekonzept

Die Schmerztherapeutin Nicole von Hoerschelmann erkrankte 1991 an Endometriose. Da trotz mehrfacher Operationen die Schmerzen blieben, suchte sie nach Behandlungsalternativen. So entstand ein alltagstaugliches Selbsthilfekonzept, das den positiven Einfluss der Ernährung nutzt und die schmerzverstärkende Wirkung von Stress minimieren hilft. Nicole von Hoerschelmann lebt mit dem von ihr entwickelten Konzept bis heute schmerzfrei.
reinlesen: diametric-verlag.de

Überarb. Aufl. 2019, Kart., 144 S.;
Print 978-3-938580-75-2
eBook 978-3-938580-62-2

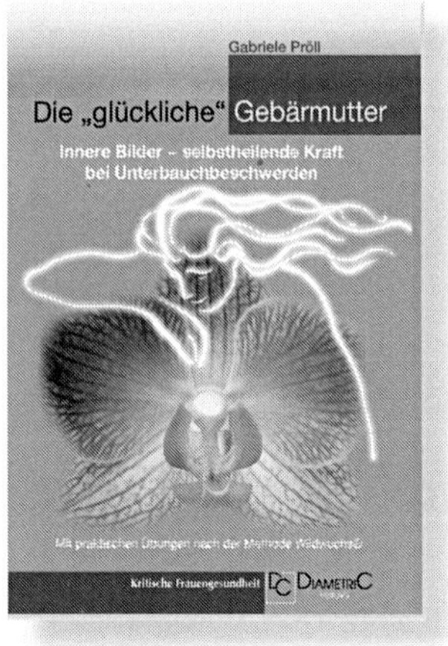

Gabriele Pröll

Die „glückliche" Gebärmutter
Innere Bilder – selbstheilende Kraft bei Unterbauchbeschwerden

Mit praktischen Übungen nach der Methode Wildwuchs®

Unterleibserkrankungen wie Endometriose, Myome und Menstruationsschmerzen oder unerfüllter Kinderwunsch sind für viele Frauen ein Dauerthema, das oft mit einem langen Leidensweg verbunden ist. Ein heilsamer Umgang mit diesen Beschwerden kann beginnen, wenn der eigene Körper nicht länger als „Problemzone" betrachtet wird.
Die hier angeleitete Selbstheilungsarbeit mit inneren Bildern richtet sich an Frauen, die nicht der Gynäkologie das Sich-Kümmern überlassen wollen.
reinlesen: diametric-verlag.de
1. Aufl. 2014, Kart.; 192 S. m. Abb.,
Print 978-3-938580-70-7
eBook 978-3-938580-57-8